实用血液净化护理管理

主　编：丁淑贞　李　平

副主编：陆丽君　赵春慧

马丽梅　庄丽娜

编　者（以姓氏笔画为序）

于蕾均　马　慧　王圣楠　王　霞

王　露　王文红　冯　青　生　华

白雅君　刘红华　李　硕　许晓丽

宋晓梅　肖　勇　杨　薇　杨丽华

姚文颖　赵一爽　费　娜　贾　平

韩　玲　徐丽萍　陶迎霞　陶巍巍

中国协和医科大学出版社

图书在版编目（CIP）数据

实用血液净化护理管理/丁淑贞，李平主编．——北京：中国协和医科大学出版社，2012.3

ISBN 978-7-81136-623-5

Ⅰ．①实…　Ⅱ．①丁…②李…　Ⅲ．①血液透析-护理　Ⅳ．①R459.5

中国版本图书馆CIP数据核字（2011）第269477号

实用血液净化护理管理

主　　编：丁淑贞　李　平
责任编辑：吴桂梅　姜淑惠

出版发行：中国协和医科大学出版社
（北京东单三条九号　邮编100730　电话65260378）
网　　址：www. pumcp. com
经　　销：新华书店总店北京发行所
印　　刷：北京佳艺恒彩印刷有限公司

开　　本：700×1000　1/16开
印　　张：10.5
字　　数：160千字
版　　次：2012年3月第1版　2012年3月第1次印刷
印　　数：1—5000
定　　价：20.00元

ISBN 978-7-81136-623-5/R·623

前　言

血液净化（俗称透析）是将患者的血液置于体外循环，消除患者体内毒素，达到治疗疾病目的的一种方法。近年来，由于不良饮食习惯及生活方式引发的营养代谢障碍等相关肾病的患者日益增多，使得血液净化治疗患者逐年增加，血液净化是一个长期的治疗过程，如果不接受肾移植，血液净化治疗将伴随着患者的一生，这给每个家庭乃至社会都带来了沉重的负担。

目前，我国维持性血液净化治疗患者在日益增多，随之而来的血液净化的并发症同时也威胁着患者的生活质量和长期存活率。如何帮助患者更好地接受血液净化治疗和适应透析生活，预防血液净化并发症的发生，如何帮助患者提高生活质量，延长患者生命，是摆在从事血液净化治疗工作者面前的艰巨任务，也是世界上一直在不断研究的课题。

血液净化过程中不规范操作不仅影响患者透析质量，还会带来多种急性和慢性并发症，影响患者生活质量和长期生存。为适应血液净化的快速发展，更好地满足众多患者和血液净化中心的需求，第41届南丁格尔奖章获得者——丁淑贞主任护师，组织具有临床丰富工作经验的资深作者，共同编写了《实用血液净化护理管理》，其目的是为了开展血液净化技术时，能够规范管理，为提高血液净化的治疗与护理质量奠定牢固基础。

本书内容主要根据实际工作需要而写，均为作者多年来的宝贵工作经验总结，具有很强的实用性。本书编写突出简单、易懂、实用、易于查询的特点，供专业人员参考。

虽然众位编者临床实践经验丰富，但随着血液净化治疗技术的快速发展，血液净化的内容在不断更新当中，本书难免存在不足之处，恳请使用本书的读者指正，并提出宝贵建议，在此一并表示深切的感谢。

编　者

2012年1月

内容提要

《实用血液净化护理管理》是一部系统论述血液净化护理管理的著作，是根据当前血液净化的实际需求和临床经验编写。全书有九章，分别为：血液净化室（中心）的布局管理、血液净化室（中心）设备仪器管理、血液净化室（中心）人力资源配置管理、血液净化室（中心）常规制度管理、血液净化室（中心）操作技能管理、血液净化室（中心）透析患者的管理、血液净化室（中心）的应急预案、特殊患者的血液透析技术和护理、透析患者的健康指导。

本书针对性、实用性强，体系完整，注重与体现贴近临床、贴近患者、贴近社会，可帮助血液净化中心工作人员及广大患者迅速、全面地掌握血液净化的护理管理，推动血液净化的发展，提高血液净化工作的质量，是一本密切联系当前血液净化护理实际的参考书。

目 录

第一章　血液净化室（中心）的布局管理

血液净化室（中心）是实施血液净化治疗的医疗场所，既需要集中功能的需要，又必须有利于院内感染的预防。

第一节　血液净化室（中心）的布局要求

一、血液透析室（中心）的布局要求

血液净化室（中心）的布局应依据血液透析治疗的特殊环境和流程要求进行设计，中心的选址应达到相对独立、周围无污染、与肾内科病房邻近、交通方便的位置。血液净化室（中心）一般应设有治疗区域、辅助治疗区域、非治疗区域及三个通道。新建者要达到此要求，而对不符合要求的血液净化室（中心）应限期进行改造。

1. 治疗区域　包括透析间、治疗室、手术间。

2. 辅助治疗区域　包括水处理室、复用间、污洗间、处置间、透析液配制间、耗材库房。

3. 非治疗区域　包括主任办公室、护士长办公室、医师办公室、护士站、候诊接诊区、工作人员更衣室、工作人员值班室、患者候诊更衣室、工作人员及病员专用卫生间。如采用血液净化信息管理系统可设置中心控制室。

4. 乙型肝炎患者的血液净化必须设立独立的透析间，而丙型肝炎患者需分区。

5. 治疗区域与非治疗区域之间应有明显的间隔，可以设内走廊、内门等间隔。

6. 应分别设立病员通道、医护人员通道和物品通道　血液净化室（中心）在布局设计中应充分考虑合理的人员流向、物流通道，以满足各区间的自然连接、节约人力以及符合院内感染的控制需要。相关区域及通道有明确的划分并标识清楚，可划分为清洁区、半污染区和污染区。

二、腹膜透析室（中心）的布局要求

各腹膜透析中心应根据所属医院和科室的规模和发展、腹膜透析开展情况及门诊随访患者的拥有量来确立和调整中心的区域大小及布局，应做到与

所属科室既整体一致又相对独立。

病区环境要求通风良好，光线充足，安全整洁，舒适美观。腹膜透析病区主要收治腹膜透析围手术期和再入院的腹膜透析患者，医护病床比应适当高于普通病室，每天须预留 1 ~2 张以上备用床位以备门诊随访患者急诊再入院观察抢救所需。

第二节　血液透析室（中心）的结构布局

血液透析室（中心）应该合理布局，清洁区、半污染区、污染区及其通道必须划分明确。

清洁区：包括透析准备间（治疗室）、无菌物品存放间、工作人员休息室、干库房、湿库房、水处理间。

半污染区：包括透析区、隔离透析区、患者通道（包括更衣、更鞋）及患者休息室、工作人员通道及办公室、复用间。

污染区：包括医用污物通道及医用污物间。

有条件的中心还应设置专用手术室、更衣室、接诊室、独立卫生间等。区域的划分不具有严格性，在使用中应注意因地制宜，在观念上严格明确。

一、候诊室

患者候诊室大小可根据透析室（中心）的实际患者数量决定，以不拥挤、舒适为宜。患者更换拖鞋后方能进入接诊区和透析治疗室。

二、更衣室

工作人员在更衣区更换工作服和工作鞋后方可进入透析治疗间和治疗室。工作人员与患者更衣区要分开，患者更衣区的大小可根据血液净化室（中心）的实际患者数量决定。

患者更衣区应设置椅子（沙发）、更衣柜及血液净化室（中心）为其准备的拖鞋等，患者需更换拖鞋后才能进入透析治疗间。

三、接诊区

接诊区用于患者称量体重、医务人员分配透析单元、测血压和脉搏、确定患者本次透析的治疗方案及开具药品处方、化验单等。

四、透析间

1. 透析间应达到《医院消毒卫生标准》（GB15982 - 1995）中规定的Ⅲ类环境，并保持安静，光线充足。应具备空气消毒装置、空调等。保持空气清新，必要时应当使用空气净化器。透析间地面应使用防水、防酸碱材料，并设置地漏。

2. 一台透析机与一张床（或透析用椅）称为一个透析单元，每个血液透析室应当设置 5 个以上透析单元。透析单元间距按床间距计算不能小于 0.8m，实际占地面积不小于 3.2m^2。每一个透析单元应设有电源插座组、反渗水供给接口、废透析液排水接口、供氧装置、中心负压接口或可移动负压抽吸装置等。

根据环境条件，可配备有线电视接口、网络接口、耳机或呼叫系统等。新建血液净化室（中心），透析间的人机数应控制在 20 人机/间之内，推荐 4～12 人机/间。

3. 护士站应设在便于观察和处理病情及设备运行的地方。备有治疗车（内含血液透析操作必备物品及药品）、抢救车（内含必备抢救物品及药品）及抢救设备（如心电监护仪、除颤仪、简易呼吸器等）。

五、透析治疗室

1. 治疗室应达到《医院消毒卫生标准》（GB15982－1995）中规定的Ⅲ类环境的要求。

2. 配制透析中需要使用的药品，如促红细胞生成素、肝素盐水、鱼精蛋白、抗生素等。

3. 储存备用的消毒物品，如缝合包、静脉切开包、无菌纱布等。

4. 可用于存放透析器、管路、穿刺针等耗材等，以上物品也可以在符合《医院消毒卫生标准》（GB15982－1995）中规定的其他Ⅲ类环境中存放。

六、专用手术室

是否设置专用手术室可根据医院实际情况决定。

1. 手术室管理常规同医院手术室。

2. 达到医院手术室常规要求，可进行自体动脉－静脉内瘘成形术和血管旁路移植造瘘术。

3. 达不到医院手术室常规要求，仅能进行中心静脉导管置管、拔管、换药和拆线等操作。

七、水处理间

1. 水处理间面积应为水处理装置占地面积的 1.5 倍以上；地面承重应符合设备要求；地面应进行防水处理并设置地漏。

2. 水处理间应维持合适的室温，并有良好的隔音和通风条件。水处理设备应避免日光直射，放置处应有水槽。

3. 水处理机的自来水供给量应满足要求，入口处安装压力表，压力应符合设备要求。

八、库房

透析器、管路、穿刺针等耗材应该在库房存放，库房应符合《医院消毒卫生标准》（GB15982－1995）中规定的Ⅲ类环境。

九、污物处理室

污物处理室用来暂时存放生活垃圾和医疗废弃品，垃圾需分开存放，按相关部门要求分别处理。

十、医务人员办公及生活用房

可根据实际情况设置，如办公室、用餐室、卫生间、值班室等。

十一、水电供应要求

1. 血液净化室（中心）源头供水应为符合饮用水标准的自来水，供电应为双回路电力供应。

2. 水处理机的自来水供给量应满足要求，入口处安装压力表，且压力应符合设备要求。透析机供水管路和排水系统应选用无毒材料制成，保证管路通畅不逆流，同时避免卫生死区滋生细菌。血液净化室（中心）应尽量配置废弃透析液专用下水管。

3. 透析治疗间如果没有双回路电力供应，在停电时，血液透析机应具备相应的安全装置（蓄电池），确保将体外循环的血液回输至患者体内。

第三节　腹膜透析室（中心）的结构布局

同血液透析相比，腹膜透析具有许多优点，如所需设备简单、治疗场地和治疗时间灵活、操作容易掌握、治疗费用较低等。因此，腹膜透析不仅便于在基层医疗单位开展，同时也已成为患者家庭透析的普及方式。

一、腹膜透析室（中心）的功能分区及设施要求

1. 治疗室

（1）环境要求：治疗室是用于完成腹膜透析治疗及各项无菌技术操作和操作准备的场所，包括药液配制、无菌消毒物品准备等。其面积应大于 $10m^2$，根据腹膜透析中心的规模可适当增加面积。要求有相应空气消毒设备，每日进行空气消毒达到《医院消毒卫生标准》（GB15982－1995）中规定的Ⅱ类环境要求。

（2）配套设施要求：配置储备无菌物品的无菌柜、操作台、液体架、恒温箱及药品柜等。

1）无菌柜：根据腹膜透析中心的病区规模应配置两个或两个以上的无菌储物柜，以便分类放置无菌物品与消毒物品。位置摆放应与操作台邻近，以方便操作时取用。

2）操作台：一般应保证一个独立的操作台，以满足无菌操作的需要。

3）治疗车：一般应具有三层结构，在使用中分层存放无菌物品、清洁物品以及污染物品。

4）冰箱：用于储存腹膜透析患者使用的药品，主要包括红细胞生成素、糖尿病患者使用的胰岛素制剂及其他生物制剂。

5）恒温箱：恒温箱用于腹膜透析液的加温，其容积、规格根据病区患者数量把握，要求温控性能良好可靠。

2. 培训室

（1）环境要求：培训室主要用于完成患者操作培训和理论培训。要求空间宽敞明亮、环境安静舒适。能相对分为操作培训区和理论培训区两大功能区，有相应空气消毒设备，空气质量达到《医院消毒卫生标准》（GB15982－1995）中规定的Ⅲ类环境要求。

（2）配套设施要求：配备理论培训和操作培训所需的相应设施，如电视机、DVD 机、操作台、洗手池、体重秤等。

1）操作培训区：要求布局接近家居环境，操作台、洗手池、座椅的设计和摆放应尽量模拟居家环境条件。另外，还须配备输液架、体重秤、磅秤（称量透析液）、挂钟等。

2）理论培训区：区域空间占培训室一半大小为宜，能同时容纳 2～5 人集体培训。培训设施包括电视机、DVD 机、书写板、教学用人体模型、课桌椅等。

3. 资料室

（1）环境要求：资料室主要是资料存放和记录查阅的场所。要求通风透气，明亮整洁。分为电子资料库区、文本资料库区和阅览办公区三部分。

（2）配套设施要求：电脑、电脑桌椅、打印机、办公桌椅、资料柜（资料架）等。

4. 库房

（1）环境要求：库房主要用于腹膜透析液、腹膜透析治疗相关用品的存放。要求通风干燥、清洁整齐、物品分类存放。

（2）配套设施要求：陈列柜、液体架、储物柜等。

5. 接待室

（1）环境要求：接待室主要用于接待门诊随访患者。要求最好位于病区入口附近，不要深入病区内部，以免增加病区内人员流动，影响病区安静和空气质量。也可以根据医院情况将接待室设在门诊部。

（2）配套设施要求：办公桌椅、血压计、听诊器、体重秤、诊疗床、洗手池等。

6. 污物处理室

（1）环境要求：污洗室用于腹膜透析液废液排放、废液袋处理及其他污染废物处理。要求与卫生间近邻，与污染废物清运专用通道相连，相对独立于中心病区及其他功能区。室内通风良好、无异味。

（2）配套设施要求：洗手池、下水道水槽、量筒、磅秤、污物袋、污物桶等。

二、腹膜透析室（中心）专用手术室要求

是否设置专用手术室可根据医院实际情况决定。

1. 手术室为限制区，管理常规同医院手术室。

2. 腹膜透析置管手术包必须包括腹膜透析置管专用器械，如隧道针、导丝等。手术器械消毒应按医院相关消毒要求进行。

3. 配备相应抢救设备，抢救药品及物品。

4. 腹膜透析置管医师手术必须严格执行手术消毒灭菌规范，更换标准手术衣。

第二章　血液净化室（中心）设备仪器管理

随着现代技术的不断发展，许多的高端技术和智能化设备应用于临床的诊断和治疗。其中血液透析仪广泛应用于各大透析中心，是目前治疗急慢性肾功能衰竭的重要手段之一。血液透析设备的正常与否，直接关系到患者的生存质量和生命安全。因此，必须应用一系列的科学管理技术和方法，使之规格化、制度化、科学化，从而有章可循、有规可依、有据可查。使仪器始终处于一个良好的运行状态，以提高医院的社会效益、经济效益和技术效益。

第一节　血液净化室（中心）设备要求

血液净化室（中心）主要设备包括：血液透析机、连续性肾替代治疗机及血浆置换机、水处理系统、透析器（滤器）的复用设备，还有必备的辅助设备及医疗机构所必备的辅助设备等。

一、血液净化治疗设备

（一）血液透析机

为确保患者治疗有效性、安全性，要求：

1. 血液透析机要有国家食品药品监督局颁发的注册证、生产许可证等。

2. 血液透析机属卫生部公布的Ⅲ类医疗器械（血液净化设备和血液净化器具编号6845-04）。

3. 血液净化室（中心）应为每一台透析仪建立独立的工作档案，内容包括透析机出厂信息（技术和操作信息）、使用和维修记录。

4. 对于拥有15台以上的透析机构，应预留急诊专用。

5. 乙肝病毒阳性者应专机使用，丙肝抗体阳性者条件成熟单位也建议专机使用。

6. 血液透析机的日常维护和保养。

（1）严格执行血液透析机的操作程序。

（2）每次透析前要核准透析机的工作参数，结束后按照厂家说明选择消毒方法和消毒液。

（3）做好日常运行记录，如有异常及时查看维修。

（4）每半年要对血透机进行技术参数核对，该项工作应由机器的生产厂家或本单位专业技师来完成。

（5）每次结束后应对机器进行清洁和消毒。

（6）每个月要对消毒剂的浓度和设备消毒剂的参与浓度进行检测。

（二）连续性肾替代治疗机及血浆置换机的日常维护

1．连续性肾替代治疗机及血浆置换机须有国家食品药品监督局颁发的注册证、生产许可证。

2．为保证治疗效果，每隔12个月必须对机器进行技术安全性检查，其维护和维修应由厂家指定的专业工程师来完成，维护内容参见厂家相关的说明书。

3．本单位专业技师可参与完成日常维护操作，建立独立的运行档案记录。但在对机器进行维护操作之前，必须要先切断电源供应。

二、机器的清洗与消毒

1．为避免交叉感染和保证机器的正常运转，每次治疗结束后如没有肉眼可见的污染，应对机器外部进行初步的消毒，目前多采用500mg/L的含氯消毒剂或其他有效消毒剂擦拭消毒。

2．如有血液污染，应立即用1500mg/L含氯消毒剂的一次性擦布擦去血迹后，再用500mg/L含氯消毒剂擦拭机器外部。

3．禁止使用化学消毒剂或者化学清洗剂擦拭机器的显示屏。

4．每次透析结束后应按照机器说明书要求对机器内部管路进行消毒，消毒方法参照不同透析机使用说明书进行。

5．如透析时发生透析器破膜、动脉和静脉传感器保护罩渗漏，在透析结束后应对机器立即消毒，处理后的机器方可再次使用。

6．对不直接接触患者血液的机器内部器件，不需要进行消毒。

三、水处理系统设备

水处理系统是血液透析不可分割的重要组成部分。水质的合格与否直接影响患者的治疗效果、生存质量，也可导致患者的死亡率增高。尤其是近年来高通量透析器和血液滤过的普遍应用大大增加了感染概率，因此，生产出超纯水显得格外重要。

（一）血液净化水处理系统的组成

1．前处理　沉淀过滤器，药用炭过滤器（必要时用双活性炭吸附）、软化器等。

2．主处理　必须使用双极或多极反渗透、去离子等。

3．后处理　微滤器、超滤器等。

（二）水处理系统的日常维护

1．水处理设备要有国家食品药品监督局颁发的注册证、生产许可证等，方可投入临床使用。

2. 水处理间保持干燥通风，水、电分开。

3. 每一台水处理机要建立独立的工作档案，包括出厂信息（技术信息和操作信息）、记录运行状态（反渗水产水量、水质电导度、各工作点的压力范围、冲洗、消毒、维护等）。

4. 水处理设备的滤砂、活性炭、树脂、反渗膜等应按生产厂家要求或依据观察记录、水质监测结果进行处理更换或消毒。

5. 每天认真检查水处理设备并做维护保养记录，保证安全供水。

（三）透析用水的水质监控

1. 电导度正常值 10μs/cm，并每天观察记录。

2. 纯水的 pH 维持在 5～7 正常范围。

3. 每周检测软水硬度及游离氯含量

4. 每月细菌培养 1 次，要求细菌数 $<$200CFU/ml，采样部位为反渗水输水管路的末端。

5. 每 3 个月内毒素检测 1 次，要求内毒素 $<$2EU/ml，采样口同上。

6. 每年至少检测 1 次化学污染物的含量（参照 AAMI 透析用水标准）（表 2-1）。

7. 定期消毒反渗膜和反渗水送水管道系统。

表 2-1　血液透析用水允许的化学及微生物污染的最大浓度

污染物	允许的化学及微生物污染的最大浓度
钙	2（0.1mEq/L）
镁	4（0.3mEq/L）
钠	70（3.0mEq/L）
钾	8（0.2mEq/L）
氟	0.2（mg/L）
氯（自由态）	0.5（mg/L）
氯胺	0.1（mg/L）
硝酸盐	2.0（mg/L）
硫酸盐	100（mg/L）
铜	0.1（mg/L）
钡	0.1（mg/L）
锌	0.1（mg/L）

续 表

污染物	允许的化学及微生物污染的最大浓度
铝	0.01 (mg/L)
砷	0.005 (mg/L)
铅	0.005 (mg/L)
银	0.005 (mg/L)
镉	0.001 (mg/L)
铬	0.014 (mg/L)
硒	0.09 (mg/L)
汞	0.0002 (mg/L)
锑	0.006 (mg/L)
铍	0.0004 (mg/L)
铊	0.002 (mg/L)
细菌培养	细菌数 <200CFU/ml
内毒素	内毒素 <2EU/ml

四、透析器与滤器复用设备

透析器与滤器的重复使用虽然好处很多，同时也增加一定风险，所以复用条件非常严格。涉及的方面很多，包括医务人员培训、复用机的操作程序、复用器的消毒程序、复用的环境、复用用水要求、复用质控等。

（一）复用机使用要求

1. 全自动或半自动复用机必须持有国家食品药品监督局颁发的生产许可证、注册证方能投入临床使用。

2. 操作程序应按厂家产品说明书要求进行。内容包括：血液透析中心要设立透析器和滤器复用手册，内容有复用的相关规定、复用程序、复用记录等。

复用器首次使用前应贴上透析器复用标签，包括姓名、性别、年龄、住院号、门诊号、透析器型号、复用日期、次数、操作人员姓名或编号。

每次复用机工作结束后应按厂家要求进行清洁消毒处理。

复用机的维护应遵循厂家和销售商建议，并与之制定书面维修程序及保养计划。

（二）复用透析器和滤器人员培训

1. 从事透析器和滤器复用的人员必须是注册护士、护士助理或者技术人员，复用人员必须经过专门培训，能独立正确掌握有关操作程序。

2. 血液净化室（中心）负责人对复用人员的技术资格负责。

（三）透析器和滤器的复用原则

1. 复用的透析器和滤器须有国家食品药品监督局颁发的生产许可证和注册证，并明确表明可复用字样。

2. 透析器和滤器是否复用由主管医师决定，医疗单位应对标准规范复用行为负责。

3. 由主管医师告知患者复用可能产生的风险，同时患者需签署《透析器（滤器）复用知情同意书》。

4. 血液透析器（滤器）不可复用的情况　乙型肝炎病毒抗原、丙型肝炎病毒抗体标志物阳性者、艾滋病患者或艾滋病病毒携带者以及其他可能通过血液传播的传染病患者不能复用。

5. 复用滤器标签清楚，只能同一个患者使用，不能其他患者复用。

6. 复用滤器经测达标后，方能使用。

（四）复用消毒程序

1. 复用条件　要具备专用复用室，内设反渗水接口，管路的设计应易于整个系统的清洁和消毒，良好的排水设施。

2. 复用室的环境要求　保持清洁卫生，具有排气系统，排水能力充足。

3. 复用与储存要分区。

4. 工作人员防护　每一位可能接触患者血液的工作人员切应采取预防感染措施，复用过程中操作者应穿戴防护手套和防护衣，要佩戴眼罩及口罩。

5. 复用水的要求　必须是标准的反渗水。

6. 复用机复用操作程序应按厂家说明书进行（略）。

7. 复用操作程序　复用前先给透析器贴上标签，透析结束后透析器应立即处置，处置后分区放置。

8. 复用后的检测

（1）外观检查：标签字迹清楚、粘贴牢固、外观正常、无结构损害、端口封闭良好、存储在规定期限内。

（2）性能检测

1）透析器容量至少达到初始容量的80%。

2）压力维持在透析器血室250mmHg，正压30s，压力下降应<0.83mmHg/s，对高通量膜压力下降应<1.25mmHg/s。

3）消毒剂残余量检测：可依据消毒剂产品提供的信息采取相应的方法进行。参与消毒剂浓度要求：甲醛溶液<5mg/L，过氧乙酸溶液<1mg/L，renalin<3mg/L，戊二醛溶液$<1\sim3$mg/L。

9. 消毒剂的使用和储存

（1）将选用的消毒液灌入透析器血室和透析液室，保证至少应有3个血室容量的消毒剂经过透析器，才能保持原有浓度的90%以上，常用消毒剂及储存条件见表2-2。

（2）复用处理后的透析器置于专用的储存柜中分开放置，标示清楚。

表2-2 常用消毒剂及储存条件

消毒剂	浓度	需要最短消毒时间及温度（20℃）	消毒有效期
甲醛	4%	24h	7d
过氧乙酸溶液	0.3%~05%	6h	3d
renalin	3.5%	11h	14~30d
戊二醛溶液	0.75%	1h	

10．透析器复用次数要求

（1）复用次数应根据透析器（滤器）TCV、膜的完整性试验和外观检查来确定，3项中任何1项不符合要求就应废弃。

（2）使用半自动复用程序，低通量透析器（滤器）复用次数不得超过5次，高通量透析器（滤器）复用次数不得超过10次；使用全自动复用程序，低通量透析器推荐复用次数不超过10次，高通量透析器（滤器）复用次数不得超过20次。

五、必备的辅助设备

血液净化室（中心）必备的辅助设备包括：

1．电子秤。

2．吸氧及负压吸引设备。

3．简易呼吸器。

4．空气消毒设备。

5．通风设备系统。

6．抢救车。

7．输液泵。

8．心电监护仪、除颤仪。

9．呼叫系统。

10．冰箱。

六、医疗机构必备的辅助设备

医疗机构必须设有相关的医技辅助科室，能开展超声心动图、床旁心电图、生化检验、B超、X线、细菌学、出凝血功能和血气分析等相关检查，具有麻醉科、重症监护室及内科（心血管、消化、呼吸）等的医疗、技术支持。

第二节　血液净化室（中心）的耗材使用规范

一、耗材使用原则

1. 中空纤维透析器、中空纤维滤过器、吸附器（包括血液灌流器）、血浆分离器、血浆成分分离器、透析血路（包括泵管）、动脉和静脉穿刺针均须有国家食品药品监督局颁发的注册证、生产许可证或经营许可证、卫生许可证，均属国家卫生部公布的Ⅲ类医疗器械（血液净化设备和血液净化器具、编号6845-04）管理。

2. 各种器材应该在符合条件的库房内保存，使用前认真检查使用期限及有无包装破损等。

3. 使用过程中记录可能与其相关的不良反应，并采取应对措施。

4. 一次性血液净化器材不得重复使用。

二、血液透析器（血液滤过器）

1. 血液透析器（血液滤过器）的使用原则同上。

2. 可重复使用的透析器和滤器应当按照卫生部委托中华医学会制定的《血液透析器复用操作规范》使用复用机进行操作，不再使用半自动或手工复用，不同膜材料透析器复用程序应遵循生产厂家的使用说明书。

3. 为了保证患者的透析疗效及提高患者的生活质量，建议如下：

（1）复用透析器应选用高流量透析器［超滤系数≥20ml/(h · mmHg)］。

（2）非合成膜（如铜胺膜、醋酸纤维素膜等）低通量的透析器面积必须≥$1.4m^2$，高通量的非合成膜透析器（血滤器）面积应≥$1.3m^2$。

（3）合成膜（如聚砜膜、聚丙烯腈膜等）低通量的透析器，面积应≥$1.3m^2$，高通量的合成膜透析器面积应≥$1.2m^2$。

（4）儿童、体重过轻者（<50kg）可酌情选用小于上述面积的透析器。

三、透析器管路、穿刺针

1. 使用原则内容同前。

2. 透析管路、穿刺针均为一次性耗材，不得重复使用。

四、消毒剂

消毒剂应具有国家卫生行政许可批件，应根据消毒液的特性进行储存，并在有效期内使用。所用消毒剂不能超范围使用，应能检测其有效浓度和残留浓度。

五、透析液或透析粉

现代透析业的发展已表明，透析液已成为一种真正的“药物”，其成分和质量均应满足患者的不同临床需求，达到最有效的透析方式和完全个体化治疗。因此应采用药物学标准化制备，以达到高质量和标准化的要求。

1. 常规透析液成分及浓度　透析液的成分与人体内环境成分很相似，主要含有钾、钠、钙、镁四种阳离子及氯、碳酸氢根两种阴离子。

碳酸氢盐透析液成分及浓度见表 2-3。

表 2-3　碳酸氢盐透析液成分及浓度

成分	浓度（mmol/L）
钠	135 ~ 145
钾	0 ~ 4
钙	1.25 ~ 1.75
镁	0.5 ~ 0.75
氯	100 ~ 115
醋酸根	2 ~ 4
碳酸氢根	30 ~ 40
葡萄糖	0 ~ 11（部分透析液中含有）
二氧化碳分压（mmHg）	40 ~ 110
pH	7.1 ~ 7.3

2. 环境与设施

（1）浓缩液配制时：应位于透析室清洁区内相对独立区域，周围无污染源，干燥通风，室内整洁，每班紫外线消毒 1 次。

（2）浓缩液配制桶（搅拌容器）：标明容器刻度且保持清楚，保持桶内外清洁，定期消毒。每日用透析用水冲洗 1 次，每周至少用消毒剂消毒 1 次，并用测试纸确认无残留消毒液。消毒时桶外悬挂“消毒中”警示牌。配置桶滤芯每周至少更换 1 次。

（3）容器：应符合《中华人民共和国药典》（2010 年版）及国家/行业标准中对药用塑料容器的规定。每次用完后用透析用水将容器内外冲洗干净，每周消毒 1 次。

3. 浓缩液的配置

（1）制剂要求：购买的浓缩液或者干粉，须有国家相关部门颁发的注册证、生产许可证或经营许可证、卫生许可证。

（2）配置用水要求：透析液必须用浓缩液或者干粉加符合标准的透析用水配置。

（3）医疗机构制剂室应取得“医疗器械生产企业许可证”后按国家相关部门制定的标准生产血液透析浓缩液，且只能限本医院内部使用。

（4）人员要求：透析室用干粉配置浓缩液（A、B液），应由经过培训的护士和技术员操作，并做好配置记录和专人核实登记。

（5）配置流程

1）浓缩B液单人份的配置：取量杯一只，用透析用水将容器内外以及量杯冲洗干净，按成品干粉（B粉）说明要求，将所需的B粉倒入容器内，加入所需透析用水的量，加盖后左右上下摇动容器，至B粉完全融化即可。

2）浓缩B液多人份的配置：按照需要配液量，先注入3/4的配液量的透析用水将核对后的B粉倒入配液桶，注入透析用水至刻度。调好定时器，开启电源开关，开始搅拌，同时打开加热器，当液体搅拌清澈时，关闭所有电源开关，打开阀门开关，分装B液至每个容器内，需在配置后24小时内使用。分装后立即用纯水冲洗桶内，按需要消毒（消毒：清洁消毒剂1∶150或1∶200的倍数稀释后浸泡），每次使用前应测试消毒液残留量。

3）浓缩A液的配置：与B液配置流程相同。根据各单位机器型号以及配方进行配置，首先根据倍数计算出氯化钠、氯化镁、氯化钾、醋酸和葡萄糖需要量，加适量的透析用水配制而成。要求应在配置后1周后使用。所配置的A液、B液必须标注配置时间、有效期和配置人签名。

4．透析液的质量检测　每月透析液细菌培养一次，要求细菌数<200CFU/ml，透析液内毒素至少3个月检测一次，内毒素<2EU/ml。透析液的细菌内毒素每台透析机至少每年检测一次。

第三章 血液净化室（中心）人力资源配置管理

血液净化室（中心）的主要技术力量是专业护士，为了满足血液净化室（中心）治疗、护理工作以及患者抢救的需要，必须严格制订并实施护士的人力资源管理。在管理过程中，应根据血液净化的工作特点及患者护理服务需求量、各层面的护理人员技能的不同配置人力，规范各类工作，规范设计工作岗位。

第一节 护士长

一、护士长工作职责

1. 透析室护士长在护理部领导下，在科主任的指示下，负责血液净化中心的护理管理工作，协助医师落实持续性质量改进计划。

2. 负责制订血液净化中心各项规章制度、护理操作流程、护士的专业技能培训、进修护士的带教、护理教学及护理科研工作。

3. 参加对患者的健康教育活动，掌握患者的动态情况，并对护理质量进行跟踪调查，及时作好患者意见的征询和反馈，增进护患关系。

4. 负责护理人员排班和工作质量考核。

5. 定期组织护理教学查房和护理学术讲座，解决护理中的疑难问题。

6. 负责透析易耗器材的登记和请领，协助进行血液净化中心的成本核算和控制。

7. 负责血液净化中心感染控制和管理。

8. 参加医师查房，协调医护和有关部门的关系，与工程师加强工作联系及沟通。

二、护士长工作日程

护士长工作日程见表 3-1。

表 3-1　护士长工作日程表

时　间	工作内容
7：00～8：30	检查昨日下午班工作完成情况，协助责任组穿刺，预冲，上机
8：30～9：30	检查责任组医嘱执行情况及机器运转情况
9：30～11：00	了解患者需求。检查表格书写情况，根据患者排班表为护士排班
11：00～12：00	检查患者进餐情况
12：00～13：00	检查处置班工作，护士交接班，协助责任组结束上午患者及下午患者上机
13：00～13：30	交班，总结Ⅰ班工作情况。检查Ⅱ班工作
13：30～15：30	了解下午患者的需求，检查Ⅱ班工作，医嘱执行、护理记录书写等

三、护士长工作周程

护士长工作周程见表 3-2。

表 3-2　护士长工作周程表

时　间	工作内容
星期一	检查处置班工作
星期二	检查责任组各项规章制度及护理常规、技术操作情况
星期三	组织业务学习
星期四	检查消毒隔离，护理文件书写
星期五	清扫各室卫生，传达周会

四、护士长工作质量标准

1. 具备良好的护士素质，为人师表，以身作则，模范遵守各项规章制度，使本科护士做到：仪表整洁，文明礼貌，服务主动，处理问题实事求是，出现问题及时处理并汇报，离开病房去向明确。

2. 本科室人员职责明确，落实各班日程、周程及质量标准。各种护理工作制度健全，熟练掌握并贯彻执行。专科护理常规健全，并不断修改。

3. 保证本科内护理安全，消灭褥疮及严重差错。落实各种操作规程及三查七对（医嘱、用药、输血、接送患者、晨晚间交班），出现差错，能认真查找原因，实事求是记录并能纠偏。落实老年、小儿、昏迷患者的安全护理措施，并执行水、电、煤气、氧气、药品、贵重仪器的管理制度，保证管理安全，功能完好。

4．结合专科特点，各种抢救物品完好率100%。

5．执行护士站、治疗室、处置室、换药室、抢救室的质量标准。

6．各种表格书写标准落实。

7．对年轻护士、实习护士、进修护士有切合实际的培训计划，业务学习1次/周，护理查房2次/月，护士考试1次/月。

8．护士长的各种记录完善，包括业务学习与查房记录，差错登记本，考勤表，检查考核表，工作计划本，物品交班本，护士排班记录，信息反馈记录，教学记录本等。

第二节 责任护士

一、责任护士工作职责

1．在护士长领导下负责完成责任组患者血液透析等各项护理工作。

2．严格遵守各项规章制度及操作规程，熟练掌握各类型血液净化机器操作技能。

3．负责责任组患者透析医嘱的执行，并查对签字，防止差错发生。

4．认真观察透析患者血液循环状态、机器运转情况、病情变化、定时监测生命体征、并做好透析记录。发现异常立即报告，及时处理。

5．掌握各种透析并发症的护理及处理。

6．负责责任组患者收费。

7．指导护理员、卫生员工作，负责患者生活护理，并做好健康教育指导。

8．参加业务学习，做好透析质量持续改进。

二、责任护士工作日程

1．日班责任护士工作日程　依据日间患者不同时间段对护理服务需求的不同，护理内容的不同，将责任护士班分为Ⅰ班和Ⅱ班（各班工作均为7小时，每周休息1天），工作日程分别如下。

（1）Ⅰ班责任护士工作日程见表3-3。

表 3-3　Ⅰ班责任护士工作日程表

时　间	工作内容
7:00～8:00	1. 核对病志卡片，冲洗透析管路滤器 2. 接患者、测体重，协助患者摆好体位，了解患者一般状况，测生命体征，根据医嘱穿刺接管
8:00～11:00	1. 认真观察病情变化，血液循环状态，机器运转状况，做好各种指标监测，并做好记录，发现异常立即报告医师，及时处理 2. 给患者订餐，根据医嘱通知下一次透析时间，定时测生命体征 3. 收费，做好责任组卫生清洁工作 4. 协助患者进餐，调整血流量，做好患者透析间歇期的健康教育工作，准备下一班次物品（病志、滤器、A 液、B 液、0.9% 氯化钠注射液等）
11:00～12:00	1. 做好患者下机前的各项准备工作（纸球、胶布、盐水） 2. 下机后患者测体重，做好记录
12:00～12:30	更换被服、开窗通风，空气消毒
12:30～14:00	协助下午班工作，患者上机，参加交班

（2）Ⅱ班责任护士工作日程见表 3-4。

表 3-4　Ⅱ班责任护士工作日程表

时　间	工作内容
11:30～13:30	1. 协助上午班责任护士做好下机前的准备工作 2. 核对病志卡片，冲洗透析管路、滤器 3. 接患者，测体重，协助患者摆好体位，了解患者一般状况，测生命体征，根据医嘱穿刺接管
13:30～17:00	1. 认真观察病情变化，血液循环状态，机器运转状况，做好各种指标监测，并做好记录，发现异常立即报告医师，及时处理 2. 根据医嘱通知下一次透析时间，定时测生命体征 3. 收费，做好责任组卫生清洁工作 4. 协助患者进餐，调整血流量，做好患者透析间歇期的宣教工作，准备下一班次物品（病志、滤器、A 液、B 液、生理盐水等）
17:00～18:30	1. 做好病员下机前的各项准备工作（纸球、胶布、生理盐水） 2. 下机后患者测体重，做好记录 3. 更换被服，开窗通风换气，空气消毒 4. 各责任组做好清洁、卫生工作

2. 晚班责任护士工作日程见表3-5。

表3-5 晚班责任护士工作日程表

时 间	工作内容
16:00~17:30	1. 核对病志卡片，冲洗透析管路、滤器 2. 接患者、测体重，协助患者摆好体位，了解患者一般状况，测生命体征，根据医嘱穿刺接管
17:30~21:30	1. 认真观察病情变化，血液循环状态，机器运转状况，做好各种指标监测，并做好记录，发现异常立即报告医师，及时处理 2. 根据医嘱通知下一次透析时间，定时测生命体征 3. 收费，做好责任组卫生清洁工作 4. 协助患者进餐，调整血流量，做好患者透析间歇期的宣教工作
21:30~22:30	1. 做好病员下机前的各项准备工作（纸球、胶布、生理盐水） 2. 下机后患者测体重，做好记录 3. 更换被服，开窗通风换气，空气消毒 4. 各责任组做好清洁、卫生工作

三、责任护士工作周程

责任护士工作周程见表3-6。

表3-6 责任护士工作周程表

时 间	工作内容
星期一	检查、清点各种使用设备，定点定量放置
星期二	维护、保养透析机
星期三	参加业务学习
星期四	整理病志，检查所负责患者收费情况
星期五	大清扫，参加周会

四、责任护士工作质量标准

1. 坚守岗位，服务态度热诚和蔼、语言文明，达到安全行护。
2. 熟练掌握护理各项规章制度，操作常规，并认真执行。
3. 熟练掌握专科护理常规、各类型透析机的操作方法及使用注意事项。
4. 认真观察病情，发现异常汇报医师及工程师，及时准确处理。
5. 熟练掌握所负责患者的病情，并做好相关健康教育。
6. 透析记录书写及时准确，做好交接班。

7. 能指导卫生员、护理员按质量标准完成工作任务。
8. 按医嘱达到透析要求标准。

第三节 卫生员

一、卫生员职责

1. 在护士长、责任护士指导下负责清洁卫生工作。
2. 按时打扫卫生，保持环境整洁，按要求定期消毒。
3. 规范处理医用垃圾及生活垃圾，医用垃圾随时清除，室内不得存放。
4. 每次患者上、下机以后清扫病房卫生，并保持整洁、地面无污渍。
5. 管理患者休息区，禁止吸烟。
6. 负责保管、清洗、消毒垃圾桶（医疗、生活），清扫用具，水桶。
7. 按时参加业务培训，保障工作质量。

二、卫生员工作日程

按卫生员的每天工作内容安排，分为两个班次，即Ⅰ班和Ⅱ班。

1. 卫生员Ⅰ班工作日程见表3-7。

表3-7 卫生员Ⅰ班工作日程表

时　间	工作内容
6:00~8:30	开窗，通风。准备好床单元。擦拭所有台面（500mg/L消毒液），协助患者入透析室 整理医用垃圾，消毒液擦拭地面（500mg/L消毒液）
8:30~10:00	清扫责任区卫生，并保持环境整洁 保持患者休息区环境整洁、安静。管理外来人员，无吸烟
9:50~10:00	送预冲生理盐水
10:00~10:30	吃饭
10:30~11:15	巡视病室，保持地面干净无碎屑。擦拭、整理餐桌，保持无污渍
11:15~11:30	整理生活垃圾
11:30~12:50	协助透析结束患者离开透析室，开窗通风 清扫卫生，整理医用垃圾 协助下午患者入透析室
12:50~13:30	按周日程要求，完成每天计划

2. 卫生员Ⅱ班工作日程见表3-8。

表3-8 卫生员Ⅱ班工作日程表

时 间	工作内容
11:30~13:00	协助透析结束患者离开透析室。开窗通风。清扫卫生，整理医用垃圾。准备好床单元，协助下午患者入透析室
13:00~13:40	消毒液擦拭地面（500mg/L消毒液）
13:40~14:20	巡视病室，保持地面干净无碎屑。擦拭、整理餐桌，保持无污渍
14:20~15:30	清扫责任区卫生，并保持环境整洁。保持患者休息区环境整洁安静。管理外来人员，无吸烟
15:30~16:00	吃饭
16:00~16:30	清扫责任区卫生，整理生活垃圾
16:30~18:00	1. 协助透析结束患者离开透析室，开窗通风 2. 整理医用垃圾，消毒液擦拭地面（500mg/L消毒液），清扫病室卫生
18:00~18:30	按周日程要求，完成每天计划。离开前关好门窗，关闭电源

三、卫生员工作周程

卫生员工作周程见表3-9。

表3-9 卫生员工作周程表

时 间	工作内容
星期一	各责任区负责清洗、消毒分担区内的污物桶（消毒液500mg/L），体重秤，患者休息区地面，饮水机卫生
星期二	地角线，病室及走廊地面
星期三	所用的门及门框，通道柜面，楼梯扶手（楼上），洗澡间及卫生间（楼下），缓冲走廊
星期四	患者用鞋柜，大柜，座椅。热水间（楼上），配液间（楼下）
星期五	污物间的墙、地面、水池。楼下生活垃圾间
星期六	所有床挡，餐桌支架
星期日	机器底部地面，大扫除无死角

注：要求地面、地角线用去污粉或洗衣粉清洗，地面清洗后再用含有消毒液（500mg/L）的拖布拖地。门及门框、通道柜面、鞋柜、大柜、床挡、餐桌支架无污迹、锈迹。污物间的墙、地面无血迹。生活垃圾间整洁，物品摆放有序

四、卫生员工作质量标准

1. 遵守劳动纪律，衣帽鞋符合要求，不浓妆艳抹，不戴戒指。
2. 保持透析室、走廊、污物间、卫生间卫生整洁，无污迹。
3. 文明礼貌，服务主动，患者满意。
4. 按要求完成每日工作任务。
5. 保管物品账目清楚，清洁用物，干净无污物。
6. 协助不能自理者进透析室，保证患者安全。
7. 保持患者休息区安静，无吸烟。
8. 严格按《消毒管理办法》、《医疗废物管理条例》等有关规范，管理好医用垃圾，做好肝炎患者与非肝炎患者物品的保管。

第四节 护 理 员

一、护理员工作职责

1. 在护士长、责任护士指导下工作。
2. 担任患者生活护理和部分简单的基础护理。
3. 在护士指导下扫床、铺床、更换被服、协助自理困难的患者更换体位，但对危重患者不能单独操作。
4. 接B液，保证A、B液桶清洁卫生，定期消毒，保持水处理间清洁整齐。
5. 保管被服，每日清点、并做好记录。
6. 送临床化验标本，协助住院患者返回病房。
7. 清洗擦手毛巾、止血带套、擦机器毛巾。
8. 扶患者称体重、上床、下床、摇床、鞋上架、床单元整理好。及时巡视病房，协助患者进餐，看护重症患者。
9. 负责保管、刷洗、消毒便器及扫床用具。
10. 做好卫生宣教，协助病室管理。

二、护理员工作日程

1. 护理员Ⅰ班工作日程见表3-10。

表 3-10 护理员Ⅰ班工作日程表

时 间	工作内容
6:30~7:15	协助患者入透析室、称体重并记录、清点被服、准备患者饮用水
7:15~8:00	协助患者至透析病床，扶患者上床，摇床，鞋上架，床单元整理好。按患者需要准备好饮用水，床旁桌物品分类放置。消毒、清洗用后的止血带、洗手毛巾，送检验标本，兑换被服
8:00~8:30	整理被服，消毒、清洗洗手及擦机器小毛巾，协助护士进行基础护理工作
8:30~9:00	吃饭
9:00~9:30	取下午透析用品，摆盐水，巡视病房，协助护士进行基础护理工作
9:30~10:00	清扫库房，治疗室，水处理间
10:00~10:30	巡视病房，患者餐前准备
10:30~11:30	协助患者进餐，桌面卫生整理
11:30~12:30	擦洗B液桶、浸泡擦洗毛巾，摆A、B液，协助患者下机，称体重、开窗通风换气，更换被服，送住院患者返回病房
12:30~13:30	协助Ⅱ班患者进入透析室，整理、清点被服
13:30~14:30	协助Ⅱ班患者进餐，完成周计划

2. 护理员Ⅱ班工作日程见表3-11。

表 3-11 护理员Ⅱ班工作日程表

时 间	工作内容
11:00~12:00	巡视病房，协助患者下机，称体重，更换被服
12:00~12:30	开窗通风，协助患者入透析室、称体重并记录
12:30~13:00	协助患者至透析病床，扶患者上床，摇床，鞋上架，床旁桌物品分类放置，床单元整理好。按患者需要准备好饮用水，浸泡用后的止血带、洗手毛巾，送检验标本
13:00~13:30	清洗擦机器小毛巾，巡视病房，协助护士进行基础护理工作
13:30~14:00	协助患者进餐，桌面卫生整理
14:00~14:30	吃饭
14:30~15:30	兑换被服，备下一班透析物品，巡视病房，协助护士进行基础护理工作
15:30~16:00	清洗A、B液桶，备A、B液，巡视病房，协助护士进行基础护理工作
16:00~17:00	协助患者下机，称体重，更换被服，送住院患者返回病房
17:00~18:00	开窗通风，清点被服。消毒、清洗擦机器毛巾

三、护理员工作周程

护理员工作周程表见3-12。

表3-12 护理员工作周程表

时 间	工作内容
星期一	协助处置班进行物品大消毒工作，刷洗各种消毒物品
星期二	清点各种消毒液，清洗、消毒B液桶，使之保持清洁、整齐备用状态
星期三	清扫，整理水处理室
星期四	清扫，整理库房
星期五	协助处置班备周六、周日治疗所需用品，更换工作服
星期六	清扫，整理水房

四、夜班护理员工作职责

夜班护理员应在护士长、责任护士指导下工作。

1. 接患者、称体重。
2. 扶患者上床、下床、摇床、鞋上架、床单元整理好。
3. 为患者准备饮用水、协助自理困难的患者饮水。
4. 用后止血带送至治疗室缓冲间消毒。
5. 准备治疗室盐水、透析器及管路。
6. 清洗擦手毛巾、止血带套、擦机器毛巾。
7. 协助患者进餐、巡视加水。
8. 保管被服，并做好记录。
9. 协助透析结束患者离开透析室，送住院患者返回病房。
10. 整理下机后的敷布。开窗通风，更换床单，清理透析室卫生。

五、晚班护理员工作日程

晚班护理员工作日程见表3-13。

表 3-13　晚班护理员工作日程表

时　间	工作内容
16:00~17:00	巡视病房，协助患者下机，称体重，更换被服。开窗通风，协助晚班患者入透析室、称体重并记录
17:00~18:00	协助患者至透析病床，扶患者上床，摇床，鞋上架，床旁桌物品分类放置，床单元整理好。按患者需要准备好饮用水。浸泡用后的止血带、洗手毛巾，送检验标本，清扫环境卫生，拖地面（消毒液 500mg/L）
18:00~19:00	协助患者进餐，整理桌面卫生
19:00~19:30	吃饭
19:30~20:30	巡视病房，协助护士进行基础护理工作
20:30~21:00	清洗 A、B 液桶，备次日 A、B 液，保持水处理间整洁
21:00~23:00	协助患者下机，称体重，更换被服，送住院患者返回病房。拖地面，（消毒液 500mg/L），开窗通风，清扫环境卫生。离开前关闭门窗，关闭电源

六、护理员工作质量标准

1. 遵守劳动纪律，衣帽鞋袜整洁，不浓妆艳抹，不戴戒指。

2. 文明礼貌，服务主动，杜绝与患者发生争吵，让患者满意，做到四轻（走路轻，关门轻，说话轻，操作轻）。

3. 巡视病房及时，主动服务到床头，保证患者安全，协助生活护理。

4. 严格区分医用垃圾与生活垃圾，避免交叉传染。

5. 执行查对制度，送检标本与护士查对，配制各种消毒液与处置班查对，以保证准确。

6. 更换被服及时，保管物品，账目清楚，便器清洁无污垢。

第五节　处置班

一、处置班工作职责

1. 在护士长领导下负责本单元的一切处置工作。

2. 认真执行各项规章制度和操作常规，严格执行无菌操作及“三查七对”，防止差错事故发生。

3. 负责无菌物品的准备和消毒工作。

4. 负责各种药品、器械的请领和保管，做到“五定”。

5. 严格执行消毒隔离制度，保持治疗室清洁整齐，每周大清扫，严格区分医用和生活垃圾。

6. 定期检查药品，及时清理过期、变质药品。
7. 负责空气细菌培养及登记工作。

二、处置班工作日程

处置班工作日程见表3-14。

表3-14　处置班工作日程表

时　间	工作内容
6:30~7:30	按照当日透析人数准备透析包，配置肝素盐水（生理盐水18ml+肝素2ml=2ml含100mg肝素，1ml含5mg肝素）
7:30~8:00	协助责任组工作（患者穿刺、取血、外出请领物品等）
8:00~9:00	配制各浓度消毒液，接收各种物品，清点库房，补充治疗室用品（周一、周四大消毒）
9:00~10:00	准备Ⅱ班患者所用透析包及配肝素盐水
10:00~11:00	清点储备下一班次治疗所需物品，定点放置，空气消毒
11:00~11:30	替换责任护士工作
11:30~12:00	吃午饭
12:00~13:00	协助责任组工作，打包兑换、各类消毒物品，送病房住院患者，取血
13:00~14:30	接收各种货物，请领消毒用品，清扫治疗室，检查各类仪器保障功能完。准备下一班次治疗所需物品，参加交班

三、处置班工作周程

处置班工作周程表见3-15。

表3-15　处置班工作周程表

时　间	工作内容
星期一	大消毒，检查各种仪器保证功能完好。整理治疗室环境卫生
星期二	清理普通病室库房及物品柜，做到定点、定量、无过期
星期三	清理感染区库房及物品柜
星期四	大清扫，去库房请领各种办公用品（1~2次/月）
星期五	备周六、周日治疗所需各种物品

四、处置班工作质量标准

1. 遵守各项护理规章制度，能为人师表，积极参与管理、督促各级人员落实两室管理标准，按周日程完成工作。

2. 治疗室清洁整齐，有菌无菌分开，物品标志清楚，消毒物品不过期。

3. 治疗所需物品，定位，定放置，标签清楚，无过期，无积压，保证抢救药品供应。

4. 抢救车按标准要求，物品、药品齐全，摆放符合规范。

5. 配制消毒液，剂量准确，标签清楚。

第六节 其他人员

工程师工作职责：

1. 负责水处理机器的运转，定期消毒冲洗。

2. 负责血液透析机的保养和维修后处理，保持正常运转。

3. 配置透析 B 液，保持透析液供应及时，做好每批次透析液的检测。

4. 保持水处理房和工具房的整齐清洁。

5. 协助科室做好其他相关工作。

第七节 人员的资质标准、合理应用及培养

一、人员的资质标准

血液净化室（中心）必须配备具有资质的医师、护士。工作人员应通过专业培训达到从事血液透析的相关条件方可上岗。

1. 医师

（1）血液净化室（中心）应由肾病专业的主治医师及以上的人员负责，由具有从业资质的医师从事日常医疗工作。

（2）长期血管通路的建立手术必须由二级及以上医院、具有相应资质的医师进行。

2. 护士

（1）血液净化室（中心）应当配置具有血液净化从业资质的护士长（或护士组长）和护士。护士配置应根据透析机和患者的数量等合理安排，每个护士最多同时负责 5 台透析机的操作及观察。

（2）护士应严格执行操作规程，执行透析医嘱，熟练掌握透析机及各种血管通路的护理、操作；透析中定期巡视患者，定时监测生命体征变化，观察机器运转情况，做好透析记录。

3. 工作技术人员

（1）20 台透析机以上的血液净化室（中心）应至少配置专职工作技术

人员 1 名。20 台透析机以下的中心，可由所在单位工作技术人员兼任。

（2）工程技术人员需要具有中专及以上学历。

（3）工程技术人员应具备一定的医疗知识，熟悉血液净化室（中心）设备的性能，结构、工作原理和维修技术，并负责日常维护，保证正常运转；负责执行透析用水和透析液的质量监测，保障其符合相关质量的要求；负责所有设备运行情况的登记。

二、人员的合理应用及培养

1．一个血液净化中心可根据透析区域分组，设置护士长→透析组长→护士→辅助人员（卫生员，护理员）。护士与机器之比为 1：（3～5）。根据透析患者的数量、病情轻重安排好护士的工作。对护士的工作实施弹性派班制，护士在轮休时也要保持通信通畅，以便随时为急诊患者进行透析，抢救患者生命。

2．净化中心护士长对净化中心进行全方位的管理，每日进行护理质量的检查，及时发现存在的问题并妥善处理，制定持续改进措施。

3．各透析间或组实行组长负责制。大的透析专科中心 10～15 个透析单元设一个组长。组长应为年资较高、理论知识丰富、操作技术娴熟、责任心强的护士。每个组长负责检查自己组员的工作质量，并提供技术支持，指导护士工作。严格遵守各项规章制度，随时保持透析间的清洁、整齐。随时协助患者的生活护理。

4．利用业余时间加强护士的继续教育与培训，满足患者的需要，包括专科业务知识、技能的培训和护士整体素质的训练，采取多种形式的培训方式，如参加国内外进修学习、专科知识讲座、自学考试、函授、护士相互授课等。

第八节　血液透析岗位培训

血液透析护士的专科技能水平直接影响透析治疗效果，影响终末期尿毒症患者的生存质量。血液透析技术不断发展，新技术、新理论不断出现，必须建立血液透析护士的持续培养计划，以适应临床护理工作的需要。血液透析中心应建立学习和培训制度，加强专业知识、操作技能的培训以及对患者管理能力的培养，为患者提供优质的护理服务。

一、任职资格

1．透析辅助护士　护理专业专科及以上学历、2 年以上临床护理工作经历、3 个月以上的血液透析从业培训合格。

2．透析责任护士　护理专业专科及以上学历、护师及以上职称、3 年以上血液透析辅助护士工作经验，通过骨干层护士岗位胜任评估。

3．透析护理组长　护理专业本科及以上学历、主管护师及以上职称、5年以上血液透析责任护士工作经历。

二、岗位培训

1．透析辅助护士

（1）培训内容

1）基础知识与专科理论：掌握：①肾脏内科基本理论；②血液透析基本原理；③血液透析护理流程；④血管通路基本护理知识；⑤血液透析患者的基础护理要求；⑥透析器复用标准；⑦血液透析中心基本管理制度与实施。

2）基本技能：掌握：①心电监护仪的使用；②微泵、输液泵的使用；③透析患者的抢救配合等护理操作。

3）专科技能：掌握：①血液透析基本操作（管路冲洗、上机、下机）；②其他血液净化技术：血液透析滤过；③透析器复用技术；④血液透析观察要点及并发症的观察处理。

（2）培训方法

1）实施集中培训与带教老师负责制相结合的方法进行培训。由专门的培训护士根据辅助护士的知识、技能与能力要求制订培训计划。

2）实行专科操作考核制度，建立操作考核记录，带教老师每日检查、每周考核，考核表见表3-16。护士长不定期检查。

表3-16　血液透析护理技术操作考核评分表

操作标准	标分	评分细则
一、准备质量标准	10	
1. 着装整齐，洗手，戴口罩、手套	2	1项不符合要求扣1分
2. 物品准备：透析器、透析管路、穿刺针、无菌治疗巾、生理盐水、碘伏和棉签等消毒物品、止血带、一次性手套、透析液	6	1项不符合要求扣1分
3. 核对A、B浓缩透析液，检查A、B透析液连接	2	
二、操作质量标准	20	
1. 核对病志、机器、透析器，透析液		
2. 开机自检 检查透析机电源线连接是否正常 打开机器电源总开关 按要求进行机器自检	2	连错扣2分

续 表

操作标准	标分	评分细则
3. 管路安装 检查透析器及透析管路有无破损、外包装是否完好 查看有效期、型号 按照无菌操作原则进行 管路安装顺序按照体外循环的血流方向依次安装	10	未预冲管路扣2分 未排尽空气扣3分 连错扣1分
4. 密闭式冲洗 启动血泵速度80～100ml/min，先用生理盐水排净透析血室和透析管路气体，生理盐水流向为动脉端→透析器→静脉端，不得逆向预冲 泵速调至200～300ml/min，连接透析液接头及透析器旁路，排净透析器透析液室气体 达到生理盐水预冲量后进行闭式循环 预冲生理盐水直接流入废液袋	8	
三、建立体外循环	50	
1. 核对姓名、床号，解释目的、取得合作。测体重及生命体征评估患者一般情况（液体出入量、有无出血、水肿、睡眠等）	8	漏项扣2分
2. 洗手，戴口罩、手套	2	污染1处扣2分
3. 血管通路准备 检查血管通路有无红肿、渗出、硬结等。摸清血管走向和搏动 选择穿刺点，消毒穿刺部位 选择合适的穿刺针（根据血管粗细、血流量等要求） 采用阶梯式、纽扣式等方法，以合适角度穿刺血管，根据医嘱推注首剂肝素量	15	肝素量不准扣2分 步骤错扣1分 不熟练扣5分 完全未排尽扣3分 测量不及时扣2分 未遵医嘱扣5分
4. 设定参数	5	
5. 设置血泵流速50～100ml/min，连接动脉管路→打开血泵→连接静脉端→进入治疗	5	
6. 体外循环建立后，立即测量血压、脉搏，询问患者自我感觉	5	
7. 自我查对，依次查对体外循环管路系统各连接处和管路开口处，未使用的管路开口应处于加帽密封和夹闭管夹的双保险状态	5	
8. 根据医嘱查对机器治疗参数	1	
9. 整理用物，上好床挡	2	

续 表

操作标准	标分	评分细则
10. 洗手，在治疗单上详细记录各数据 11. 洗手，戴口罩、手套，进行下一位患者操作	2	
四、透析结束 1. 洗手，戴口罩、手套 2. 调整血液流量至 50 ~ 100 ml/min 3. 打开动脉端预冲侧管，用生理盐水将残留在动脉侧管内的血液回输到动脉壶 4. 闭血泵，靠重力将动脉侧管近心侧的血液回输入患者体内 5. 闭动脉管路夹子和动脉穿刺针处夹子 6. 开血泵，用生理盐水全程回血。回血过程中，可使用双手揉搓滤器，但不得用手挤压静脉端管路。当生理盐水回输至静脉壶、安全夹自动关闭后，停止继续回血。不宜将管路从安全夹中强制取出，将管路液体完全回输至患者体内（否则易发生凝血块入血或空气栓塞） 7. 闭静脉管路夹子和静脉穿刺针处夹子 8. 拔出动脉内瘘针，再拔出静脉内瘘针，压迫穿刺部位 2 ~ 3 分钟。用弹力绷带或胶布加压包扎动脉、静脉穿刺部位 10 ~ 20 分钟后，检查动脉、静脉穿刺针部位无出血或渗血后松开包扎带 9. 整理用物，洗手 10. 测量生命体征，洗手，记录治疗单，签名 11. 治疗结束嘱患者平卧 10 ~ 20 分钟，生命体征平稳，穿刺部位无出血，听诊内瘘杂音良好 12. 向患者交代注意事项，送患者离开血液净化中心	20	漏 1 项扣 1 分 未交待注意事项扣 2 分

3）实行专题讲座与自学相结合的方式进行理论培训。以循序渐进的理论考核方式进行评价。

（3）培训效果评价：通过培训使新从业护士能够胜任血液透析中心辅助护士工作。达到：①正确地进行血液净化管路及透析器重复使用前后的处理；②能识别透析机的各种报警装置，排除故障，使治疗顺利进行；③对血液透析的各类常见并发症进行密切观察和正确处理；④在上级护士的指导下配合开展抢救工作。

2．透析责任护士

（1）培训内容

1）专科理论：掌握：①血液透析中心相关护理管理核心制度；②血液透析患者的健康教育内容；③血液透析常见并发症与处理原则；④抗凝技术

与临床应用规范；⑤常见急性透析并发症的预防与处理；⑥危重患者的护理要点；⑦护理程序与应用原则。

2）专科技能：掌握：①各类常规血液净化技术；②正确的设备消毒和保养方法；③配合抢救工作。

（2）培训方法

1）实施在岗培训。

2）利用主持小讲课、护理查房的形式进行专科理论的培训。

3）专科技能：集中示范，操作督导，阶段考试。

4）以学分制的形式评价结果。

（3）培训效果评价：通过培训，使专业技能进一步提高，能够在患者健康教育、辅助护士工作指导、透析并发症的预防与处理、透析质量持续改进、透析中心的专项管理方面得到提升，胜任责任护士。①能严格执行血液透析室的各项核心制度；②能运用护理程序的思维方法对常规血液透析患者进行整体护理；③能独立完成住院及门诊血液透析患者的健康教育和各项注意事项指导；④对血液透析过程中出现的急性并发症进行预防、及时处理。

3．透析护理组长

（1）培训内容

1）专科理论：掌握：①血液透析各项规章制度；②血液透析治疗发展趋势；③血液透析远期并发症预防；④透析质量控制与持续改进；⑤血液透析中心相关管理理论；⑥教学与科研技能。

2）专科技能：①专科技术：血液透析滤过、血液灌流、连续性血液净化、血浆置换、免疫吸附、内毒素吸附等；②特殊急救技术：心肺复苏技术、自动电除颤技术。

（2）培训方法：如外出进修学习、专家院内讲座等形式进行培训。

（3）培训效果评价：通过培训使其胜任血液透析护理组长。达到：①能进行血液透析中心的营运管理、实施院内感染环节控制；②能制订各层次护士的培训计划并负责实施；③能制订血液透析患者的培训计划并组织实施；④能够进行血液透析科研、评估护理实践、发表学术论文。

第四章 血液净化室（中心）常规制度管理

为加强血液净化室（中心）的管理，不断改善医疗质量，保证医疗安全，各血液净化室（中心）建立时，必须制订和完善各种规章制度，设立质量控制管理小组。这些制度包括医疗、护理、设备维护、感染管理、质量管理等各方面。血液净化室（中心）护士应熟悉所有管理制度并保证严格实施，这也是保证血液净化室（中心）管理质量的关键。

第一节 护理管理制度

一、基本工作制度

1. 以“患者至上”为宗旨，热忱为患者服务，不断提高服务质量。
2. 坚持岗位责任制，医师、护士、技师不得擅离职守。
3. 保持血液净化室环境整齐、清洁、安静及舒适。
4. 医师要严格掌握血液透析治疗的适应证、禁忌证，积极收治患者，组织血液透析治疗的实施和对危重患者的抢救。
5. 工作人员进入机房更换衣、鞋，戴好帽、口罩。
6. 医师在透析前后应认真检查患者，并且做好医疗文件的书写。
7. 非本室工作人员未经允许禁止进入机房；需进入机房者，应经过批准后更鞋入内。
8. 严格查对制度，护士执行医嘱要“三查七对”，护士完成当日工作后须认真复查，并做好次日的工作准备，发现问题要及时报告。
9. 室内禁止吸烟、会客。
10. 工作时严肃认真，严格执行操作规程。
11. 定期检查急救器材、药品，确保抢救工作正常进行。
12. 未经专业培训，不准单独操作。
13. 在患者治疗期间，严禁非工作人员在场与探视。
14. 结束后，对机器、机房进行整理、消毒，以免交叉感染。
15. 透析完成后向患者以及有关人员交待注意事项。
16. 要求患者及家属遵守医院以及血液净化中心的规章制度。

17. 加强学术交流，开展科研工作，不断提高专业水平，对新技术的开展要做到有指征、有把握、有准备。

18. 加强进修生的管理及培养，指定专人教学，不盲目放手。

二、护理人员工作制度

1. 坚守工作岗位，按时上下班，严格遵守工作纪律和各项规章制度。

2. 进入血液净化室必须着装整齐，仪表端庄，对患者态度和蔼，一视同仁，使用礼貌用语。

3. 患者透析前必须测量血压，听诊内瘘杂音，了解患者一般状况，待医师到岗后，方可开始透析。

4. 每项操作必须严格执行查对制度、消毒隔离制度，穿刺、接管和回血时要戴口罩、手套，透析后物品按规定处理。

5. 护士要有较高专业理论知识和操作技能，熟练掌握各种仪器性能及各项血液净化技术。

6. 及时准确书写好血透记录，所有操作均按医嘱执行，禁止执行口头医嘱，抢救除外，严防护理缺陷发生。

7. 备齐抢救物品及药品，定期检查、更换、补充，以备急用。

8. 及时收费，谨防漏费。

9. 患者按规定时间进出透析室。保持室内清洁，开窗通风 2～3 次/日，紫外线消毒 2 次/日，并记录，每周日大扫除 1 次，每月空气培养 1 次，检测效果有记录。

三、查对制度

查对制度是确保护理质量的核心制度，是患者治疗安全的保障。进行血液透析专科操作时一定要制订查对内容，每次操作时严格实施。

1. 血液透析操作——开始程序（上机）查对制度

（1）操作前查对——上机前查：在冲洗管路前应查对患者姓名、性别、年龄、住院号（透析号），透析器及管路的型号；检查一次性透析器及管路外包装是否完好，是否在有效期内，若有异常，禁止使用。复用透析器还需查对复用次数及消毒日期。

（2）操作中查对——穿刺前查：穿刺前应再次查对患者姓名、透析号、各项参数，检查侧支管路是否夹闭及静脉夹、肝素夹是否打开。查对后执行者签名进行通路穿刺。

（3）操作后查——治疗开始后查：在治疗开始后应再次核对患者姓名、透析号、复用透析器的复用次数、消毒日期、各项参数及外管路的连接情况，且签名。

2. 治疗结束（下机）前应查对检查治疗时间与超滤量的完成情况以及

治疗期间医嘱的执行情况。并由专业护士（代专业组长）核查。

3. 医嘱要做到班班查对，包括患者的透析器型号及面积、脱水量、肝素用量、采取何种透析方式等。透析开始前，应检查A、B液是否连接正确。复用透析器使用前应核对姓名、透析器型号、检查其消毒日期等。

4. 各项医嘱处理后，要查对并且签名。

5. 执行医嘱要严格执行“三查七对”制度。三查：备药后查，服药、注射、处置前查，服药、注射、处置后查。七对：对床号、姓名、药名、剂量、浓度、时间、用法。

6. 透析开始后应仔细查对各参数的设置是否正确。

7. 清点及使用药品时，应检查药品标签、批号和失效期，检查瓶盖以及药瓶有无松动与裂缝，安瓿有无裂痕，药液有无变色与沉淀，任何一项不符合标准，都不允许使用。

8. 麻醉药使用后应保留安瓿备查，同时在毒、麻醉药品管理记录本上登记并且签全名。

9. 输血前应经过两人查对（查对品种、采血日期，血液有无凝血、溶血现象，血袋有无泄漏，输血量，供血者与受血者的姓名与血型，交叉配血结果等），且在医嘱单、输血单上两人签名。输血过程中应注意输血反应，血液输完后应保留血袋24小时备查。

10. 使用无菌物品和一次性无菌用物时，应检查包装和容器是否严密、干燥、清洁，灭菌日期、有效日期及灭菌效果指示标记是否达到要求，包内有无异物等。

四、护理差错事故、意外登记报告制度

1. 发生护理差错事故、意外要立即通知医师采取积极的补救措施，以减轻或消除由于差错事故造成的不良后果。

2. 发生护理差错事故、意外时，当事人要向护士长作口头和书面报告，登记发生差错的原因、经过以及后果。

3. 一般差错、意外应由护士长详细填报登记表上交护理部，严重差错事故、意外要由护士长立即口头报告科主任、科护士长、护理部以及相关部门，并且在24小时内上报书面材料。

4. 护士长对所发生的差错事故、意外要及时组织讨论与总结，吸取教训，改进其工作。

五、危重患者抢救制度

1. 对于危重患者，要做到详细询问病史，准确掌握体征，密切观察病情变化，且及时进行抢救。

2. 抢救工作须由主治医师、护士长和（或）主管护士负责组织和指挥，对于重大抢救或者特殊情况（如查无姓名、地址者，无经济来源者）应立即报告医务科、护理部以及分管院长。

3．在抢救过程中，须按规定做好各项抢救记录，抢救记录补记要在抢救结束后 6 小时内完成。

4．抢救车以及抢救器械专人保管，做好急救、抢救药品、器械的准备工作，随时检查，及时补充。保证药品齐全、仪器性能完好，确保抢救工作的顺利进行。

5．抢救时，护理人员应及时到位，按各种疾病的抢救程序进行工作。护士在医师未到以前，要根据病情，及时做好各种抢救措施的准备，例如，吸氧、吸痰、人工呼吸、建立静脉通道等。在抢救过程中，护士应在执行医师的口头医嘱时复述一遍，认真、仔细核对抢救药品的药名、剂量，抢救时所用药品的空瓶，经两人核对后才能弃去。抢救完毕立即督促医师据实补写医嘱。危重患者就地抢救，病情稳定后，才能移动。

6．抢救时，非抢救人员以及患者家属一律不得进入抢救室或者抢救现场，以保持环境安静，忙而不乱。抢救完毕，整理抢救现场，清洗抢救器械，按照常规分别消毒以便备用，清点抢救药品，及时补充，急救物品完好率应达到 100%。

7．认真书写危重患者护理记录单，字迹应清晰、项目要齐全、内容要真实全面，能够体现疾病发生发展变化的过程，确保护理记录的连续性、真实性及完整性。

六、交接班制度

1．护士一定要实行 24 小时的连续轮班制，严格遵守医院规定的工作时数与护士长排班的制度。

2．值班护士一定要坚守岗位，严守劳动纪律，要做到“四轻”（即说话轻、走路轻、操作轻、开关门窗轻）、“十一不”（即不擅自离岗外出、不违反护士仪表规范、不带私人用物入工作场所、不在工作场所内吃东西、不做私事、不打瞌睡、不闲聊、不开手机、不与患者及探陪人员争吵、不接受患者馈赠、不利用工作之便谋私利）。

3．接班者应提前 15 分钟到科室，了解每个患者透析情况、病情、各项透析参数是否设置正确或者正常，交接各项物品；交班者要提前做好交接准备工作并且按时交接班。在交接未清楚之前，交班者不能离开岗位。

4．掌握患者的病情与心理状态，确保各项治疗护理工作准确、及时地完成。

5．对患者实行逐个床头交接，接班时发现的问题要由交班者负责，接班后发现的问题要由接班者负责。

6. 交班内容

（1）所负责透析组患者的动态。

（2）患者的一般情况，医嘱执行情况，重症患者护理记录及各种检查标本采集，各种处置完成情况和尚待继续完成的各项工作。

（3）患者的透析情况：透析方法、透析时间、抗凝药的应用情况、超滤量，体外循环是否正常，例如，静脉压、动脉压、跨膜压是否处于稳定状态，穿刺处或者置管处是否有渗血及肿胀。

（4）患者生命体征以及神志等情况。

（5）抢救仪器以及物品的备用情况。

（6）环境的整洁与安静，各项物品的处置情况。

7. 交接班形式　采取集体早交班（医护集中、分开、集中与分开交替等形式酌情选用）、床头交班、口头交班、书面交班。集体早交班须限定在15～30分钟内完成。

七、患者管理制度

1. 患者首次透析前，护士要向其讲解血液透析的作用、风险、注意事项及血液净化室的规章制度。

2. 为了保护好医护人员及患者的自身利益，要求患者以及家属签好各种协议书。

3. 要为每位透析患者建立一个透析档案袋，主要包括患者的抽血检查项目（如肝肾功能、电解质、HIV检测、肝炎全套、血常规、甲状旁腺激素的测定等），服用药物情况，促红细胞生成素使用情况及病程记录等。

4. 患者进入透析间须更换无菌鞋，医师为其测量体重，评估干体重，决定超滤量；护士安排患者透析单元，HBsAg阳性者应进行隔离透析。在透析过程中要求患者与医师、护士配合，保证透析顺利进行。护士要严密观察患者生命体征、神志的变化，观察穿刺处是否有渗血、肿胀，观察体外循环血路是否正常以及各参数的设置是否正确。

5. 透析中和透析后应做好患者的健康宣教工作，如饮食宣教、内瘘保护宣教、深静脉置管宣教及临时性动脉、静脉穿刺后止血的宣教等。

6. 与患者建立良好的医患关系。净化中心的医护人员与患者是合作伙伴的关系，应多与患者进行良好的沟通，组织他们进行一些健康知识讲座、联谊活动等，创造一个患者与患者之间相互交流经验的场所，以便于互相鼓励。

八、患者病历管理制度

1. 透析患者病例档案的内容　透析病历主要包括患者的基本信息、首次透析病历、透析治疗记录单、透析充分性评估记录、病情变化记录、化验检查报告及长期和临时用药情况。各单位可根据各自的情况制订包括以上内容的各种治疗表格。

2. 透析患者病历管理方式 血液净化室要保存和管理好透析患者的资料及文件。建立患者资料登记，以便能够更好地评估透析质量，且及时调整质量控制措施，不断地完善管理机制。

（1）门诊透析患者的病历管理

1）患者基本信息管理：包括姓名、性别、年龄、诊断、住址、联系电话、透析时间、现病史等。

2）患者透析治疗信息管理：凡是进行血液净化的患者均要在电脑系统中进行登记，内容包括姓名、性别、年龄、诊断、联系电话、住址、透析时间、现病史等，并且产生唯一透析号以进行身份的确认。

（2）住院患者的同意书以及透析记录单随住院病历保存。

（3）门诊患者的同意书以及透析记录单由血液净化中心保存，保存时间是3年。

九、病区管理制度

1. 保持病区整洁、安静、舒适、安全。避免噪音，做到四轻、四无。

2. 病房陈设统一，室内物品、机器及床位摆放整齐，位置固定。

3. 保持室内清洁卫生，空气清新，温湿度、光线适宜，开窗通风换气后按规定时间患者进入透析室。普通患者与经血源感染患者分区进行透析治疗。不同分区患者休息室、出入病室通道不能混淆。

4. 室内谢绝探视，禁用手机。

5. 医护人员入室要衣帽整洁，专用拖鞋，淡妆上岗，保持良好的精神状态。

6. 值班者要指导患者遵守医院规章制度，对患者及家属做好健康教育，以患者为中心，保障安全。

十、床旁血滤交接制度

1. 接到通知后，联系技师或总住院医，确定机器及型号。

2. 按机器型号备齐物品至所在科室。

3. 核对患者姓名、床号等。

4. 联系护士长或责任护士，自我介绍。

5. 请责任护士备齐血滤预冲需要物品，如治疗车、消毒物品、接线板、生理盐水、输液器、肝素。治疗需要物品，如配好的置换液（冬天预热）、肝素、生理盐水、碳酸氢钠溶液、无菌敷布。治疗结束需要物品，如肝素、无菌纱布、医用垃圾袋。

6. 请责任护士按医嘱准备好抽血化验单及试管、注射器，并说明抽血时间，请责任护士联系送检（尤其是休息时间不要影响治疗）。

7. 请责任护士安排倾倒废液。

8. 吃饭时请责任护士安排好替换。

9. 血滤过程中任何事情请联系总住院医。

10. 负责收缴费用。

11. 血滤结束后整理好用物及治疗车，向责任护士交代结束时间、脱水量等。

第二节　消毒隔离管理制度

一、基本消毒隔离制度

1. 血液净化中心一定要划分清洁区、半清洁区、污染区。

2. 工作人员进入透析区域应穿工作服，戴工作帽、口罩，换工作鞋。

3. 工作人员工作期间要严格执行标准预防。

4. 新患者首次血液透析前，应常规检查肝肾功能、血常规，测定肝炎标志物，包括乙型肝炎标志物（HBsAg、HBs-Ah、HBc-Ab、HBeAg、HBe-Ab）及丙型肝炎抗体（抗 HCV）。测定艾滋病病毒抗体以及梅毒螺旋体抗体。对于急诊透析患者没有做上述检测结果时，透析器及管路应该一次性使用。

5. 透析区要划分普通患者治疗区及隔离治疗区，感染患者实施分区或者分机透析，所用透析机及管路要严格进行消毒处置。

6. 严格医疗物品管理　无菌物品与非无菌物品应分开放置，标记醒目。消毒液定期更换。消毒物品要有消毒日期，并且在有效期内。

7. 严格患者及家属的管理

（1）患者以及家属进入透析室应换鞋或者穿鞋套。

（2）非患者用品不得带入室内。

（3）普通患者与经血源感染的患者要分区进行透析治疗。

（4）患者所用各类物品应严格按照要求处置。

（5）每次透析完毕应及时更换床单、被套、枕套。

（6）限制家属在透析治疗时随意进入透析室。

8. 严格物体表面的清洁、消毒　对于透析室内所有的物品表面以及地面进行消毒擦拭。若没有明显的污染区域，可以应用低浓度消毒剂；明显被血液或者液体污染的物体表面要使用含有至少 500mg/L 的含氯消毒剂消毒。

9. 严格医务人员手消毒　医务人员在接触患者或者透析室任何设备之前、之后用肥皂或者杀菌洗手液洗手。当手部没有明显污染时可以用手消毒液搓手。医务人员在进行操作时要戴可废弃手套。对不同患者进行操作，一定要更换手套。离开透析室时要摘下手套。

10．严格透析器的复用管理　应使用有可复用标记的透析器进行复用。重复使用透析器要严格判断透析器的类别，做到专人专用。最好选择全自动透析器复用机进行透析器的冲洗以及消毒处理，并且按照复用规范进行管理。防止透析管路的复用。

11．透析室所有的医疗废水（包括排出的透析液）要排入医院污水处理系统。

12．严格血液透析医疗废物的管理

（1）废弃的消耗品按照医疗废物分类处理。

（2）使用过的体外循环装置应有效地密封在不漏水的废物袋或者防漏容器中，并且定时送到指定的医疗废物处理地点毁形，且有登记。

（3）透析过程中一次性器械要在每一名患者使用之后处理掉。非一次性器械须在每一名患者使用后消毒。

（4）药物以及其他辅助材料不得在患者之间移动。需共同使用一种稀释药液，要在治疗室或者准备间配置好后单独分配给每个患者。

（5）废弃的针头要放置在锐器盒或硬质容器内，且不得过度充满。

（6）透析管路预冲后应在 4 小时内使用，否则须重新预冲。

13．按规定进行空气消毒或空气净化

（1）治疗室、复用透析器存放间、抢救室、透析室（厅）应安装空气消毒机。治疗室、复用透析器存放间、抢救室应进行每日两次常规消毒。透析室（厅）当日透析结束后应进行空气消毒。

（2）采用新风净化装置的透析中心，单位时间内新风输入量要不少于40%，透析治疗期间，每小时换风频率要不低于 6 次。

（3）要有净化设备使用以及消毒处置记录。

14．建立水电、消防安全巡查制度，及时汇报并且处理异常情况　血液净化中心因透析用水供应及透析设备的电力供应的特殊要求，水电使用安全保障以及消防巡查需要显得尤为重要。中心管理人员及透析护士要协助医院专职人员工作，积极地协助巡查，并且建立异常情况的处理预案。

15．建立血液透析从业人员常规体检制度　中心的管理人员要每年组织工作人员体格检查，重点检测经血源感染的各项指标。必要时应注射预防疫苗。

16．医院感染管理部门应每月对血液净化室的室内空气、物体表面、工作人员手、透析液、反渗水采样，还须对血液透析室的消毒隔离情况进行监测。血液净化室要保留监测结果，并且对异常结果进行分析，提出且上报整改结果。

二、环境及空气消毒隔离管理制度

1．血液净化中心（室）要保持空气清新，每日进行有效的通风，必要时（如有开放性结核患者等情况）应进行动态空气消毒（消毒方法参见2002年版《消毒技术规范》）。地面要保持清洁，每日湿式清扫，遇血液、体液等污染时应随时采用消毒剂消毒。各区域拖把要标志明显，分区专用，拖把用后消毒处理（500mg/L含氯消毒剂浸泡30分钟或者热力消毒）。

2. 所有物体表面（含患者床单元）要保持清洁，遇血液、体液等污染时应随时采用消毒剂消毒。抹布用后应消毒处理（250mg/L含氯消毒剂浸泡30分钟或热力消毒）。

3. 隔离区域地面、物体表面在清洁基础上应每天消毒，拖把等清洁工具要专用。

4. 要做到每班清场后清洁消毒。每次透析结束，对透析间内所有物品的表面以及地面进行消毒擦拭，应更换床单、被套、枕套等。

三、血液净化室消毒隔离制度

1. 非工作人员不得入内。

2. 工作人员进入室内应着工作服，戴工作帽，操作时应戴口罩，严格执行无菌操作。

3. 严格执行操作规程，保持室内清洁。

4. 每日清晨及中午患者透析前，开窗通风30分钟，透析结束后，通风30分钟，紫外线照射1小时，并登记。空气净化器动态使用。

5. 地面每日于透析中、透析后湿式拖地各1次。拖帚与抹布专用，拖布消毒法为：用500mg/L的含氯消毒剂浸泡30分钟，清洗晾干（拖布用后不得放在病室内）。

6. 透析机、床、桌在每日透析结束后用500mg/L的含氯消毒剂擦拭1遍，毛巾专用。血液污染透析机用1500mg/L的含氯消毒剂一次性布擦拭去掉血迹后，再用500mg/L的含氯消毒剂擦拭机器外部。

7. 血压表、袖带、听诊器每日紫外线照射消毒1次，每次1小时。止血钳每日用后用75%乙醇擦拭，有血污用1000mg/L的含氯消毒剂浸泡30分钟后冲洗干净，氧气湿化瓶用250mg/L的含氯消毒剂浸泡30分钟后清洗晾干备用，吸氧管每人一根，不可混用，体温计用500mg/L的含氯消毒剂浸泡30分钟备用。

8. 床单一人一次一更换，遇有特殊情况，随时更换。

9. 除每日的常规清洁工作并行有效的通风外，每周1次大扫除。

10. 每月空气培养1次，并做记录。

四、肝炎病室消毒隔离制度

1. 进入病室要求衣帽整洁，穿专用鞋，戴口罩、手套。

2. 严格执行无菌操作制度、隔离制度。

3. 严格遵守操作规程，操作前后要洗手。

4. 病室内要求保持安静，卫生，空气新鲜，光线、温度适中。

5. 病室内机器、床单及医用设备定点定位、摆放整齐、标记明显。

6. 所有透析患者（规律透析、临时透析）均有肝功化验单。规律性透析要定期复查。

7. 应用的一次性医疗器材、患者的一切污物及医用消耗品应分别装入塑料袋内，每日由专人送到指定地点处理。

8. 使用的听诊器、血压计、止血钳、消毒盘、水桶卫生用具必须有标志并固定地点，不得与其他病区混用。

9. 地面及各种患者接触的用品，医疗器材要用 500mg/L 的含氯清洁消毒剂浸泡或擦洗。

10. 患者的被服要每人次更换，污物不落地。室内每日 2 次空气消毒并登记，每次 1 小时，每月最后一周空气培养 1 次并登记监测效果。

11. 每人次机器表面用 500mg/L 的含氯消毒剂擦洗。

12. 病区内治疗车上层为清洁区，下层为污染区，每日两次用 500mg/L 的含氯消毒剂擦洗。

13. 每班次透析末要开窗通风 30 分钟。

五、血源性传播疾病的管理制度

血源性传播疾病是指通过血液、体液传播的疾病。在血液透析患者中最常见的血液传播疾病是乙型肝炎及丙型肝炎，也可见梅毒患者或者艾滋病患者。从流行病学角度来看，病毒性肝炎是血液透析患者严重的感染并发症之一，亦是血液透析从业人员的职业暴露的主要威胁。所以，严格的消毒隔离管理，是避免血液传播性疾病的关键环节。

1. 建立经血源性感染患者预检分诊，应有专人负责预检分诊工作。

2. 医务人员接触患者时要实施标准防护。

3. 严格透析患者的感染档案管理，应每 6 个月监测患者输血前全套指标［HBsAg（表面抗原）、Anti-HBs（表面抗体）、HBeAg（E 抗原）、Anti-HBe（E 抗体）、Anti-HBc（核心抗体）、Ant-HCV（丙型肝炎抗体）、Anti-HIV（艾滋病抗体，初筛实验）、TP（梅毒螺旋体抗体）］1 次。按照规定如实保留原始资料，及时上报有关传染病信息。

4. 肝炎标志物为阳性的患者应分区治疗。

5. 严格透析器的复用管理　单独设置丙型肝炎复用间或者区域。首次急诊透析的患者及其他类型的血液传播性疾病要一次性使用透析耗材。

六、患者消毒隔离管理制度

1. 应制定严格的首诊负责制度。首次血液透析及接受新转来的患者，在开始透析前一定要进行乙肝、丙肝、梅毒、艾滋病相关检查。对发热的血液透析患者，首先排除感染性疾病，必要时应隔离透析，且上报医院有关部门。

2. 常规进行血液透析的患者要每半年进行一次有关乙肝、丙肝、梅毒以及艾滋病等感染的检查。血液透析患者在出现无法解释的丙氨酸氨基转换酶升高时，要立即进行 HBV-DNA 和 HCV-RNA 病毒检测。对于明确有传染性的乙型肝炎或者艾滋病患者要在专用隔离区域透析或者到感染病专科医院治疗。丙型肝炎患者要专机透析。

3. 对于隔离透析或者分区透析的患者一定要由专门的医师、护士负责，各种治疗车、血压计等要专门使用，不可与阴性患者混用。

4. 每位患者透析前一定要使用清洗、清洁后未使用过或者一次性使用的床单、枕套等，应单独使用肝素生理盐水，每班之间对机器表面要进行消毒处理。

七、医务人员职业暴露防护

1. 标准预防

(1) 洗手和手消毒：患者在接受血液透析的治疗过程中，因为活动受限，护士予以患者的照护活动中手接触血液、体液、分泌物及其他污染物机会相对其他治疗更多。所以接触不同患者，对于同一患者从污染部位到清洁部位的操作，均要严格洗手或进行手消毒。

(2) 正确使用防护用品：进行血液透析操作时要备用的防护用品包括手套、护目镜或者面罩、围裙、防护服、靴或鞋套、帽子或者头发罩。护士要根据暴露风险选择防护用品。使用后的个人防护用品要放入相应的废物袋中，按照医疗废物分类进行处理。

1) 手套：进行管路冲洗、血液透析开始程序及血液透析结束程序、复用操作时均要分别戴手套。当接触血液、体液、分泌物、排泄物或者黏膜时须戴手套。分别接触患者须更换手套。

2) 面罩或者护目镜：当进行内瘘穿刺、复用透析器时要戴面罩或者护目镜。使用后要进行适当消毒处置。

3) 塑料围裙：冲洗管路或者透析器要使用塑料围裙以隔离血液、体液、分泌物、排泄物。可以重复使用的围裙，要按照《消毒技术规范》进行处置。不能够重复使用的围裙，要按照医疗废物进行处置。

4) 帽子、鞋套：进行内瘘穿刺或者复用透析器时要戴帽子。进入透析中心要更换专门的工作鞋或者穿鞋套。重复使用的帽子、鞋套，要按照《消毒技术规范》进行清洗及消毒。一次性使用的须按照医疗废物进行处理。

(3) 正确处置患者使用后的设备及污染的布类：所有可以重复使用的设备及布类在患者使用后都要进行清洁和消毒处置才能够使用。

（4）预防针刺伤或者锐器伤：拔出内瘘穿刺针后要立即放入专门设置的锐器盒中，以防二次分离针头带来针刺伤的危险。使用后锐器须放于锐器盒内。禁止用后针头回帽或者弯曲毁形。

（5）透析后及时进行环境清洁及处理溢出物。

（6）正确处理医疗废物：按照《医疗机构医疗废物管理条例》进行管理。要避免长期贮存散在的医疗废物。

2．意外暴露后的处理

（1）皮肤意外接触到血液、体液，要立即用肥皂及清水冲洗。

（2）血液、体液意外进入眼、口腔，应立即用大量清水或者生理盐水冲洗。

（3）被血液、体液污染的针头刺伤后，应用肥皂和清水先冲洗伤口，挤出伤口的血液，然后用碘酒、乙醇消毒。

（4）意外暴露后一定要立即报告医院感染管理科，有条件要对患者的带病情况进行检查，尽早对被暴露者进行输血前的全套检查（通常不超过72 小时）。在48 小时内报告护理部且填写报表。

（5）可疑暴露于 HBV 感染的血液、体液时，要根据被暴露者的身体情况来进行防护

1）医务人员 HBsAg（+）或者 Anti-HBs（+），不需要注射疫苗或者抗乙型肝炎病毒高价抗体。

2）医务人员 HBsAg（-）或者 Anti-HBs（-）未注射疫苗，24 小时内注射抗乙型肝炎病毒高价抗体，并且补一剂疫苗。

3）医务人员 HBsAg（-）、Anti-HBs（-），正在接受疫苗注射未产生抗体，24 小时内注射抗乙型肝炎病毒高价抗体并且继续完成疫苗注射。

4）暴露后的6 个月、1 年应追踪 HBsAg、Anti-HBs。

（6）可疑暴露于 HIV 感染的血液、体液时，医务人员应抽血检查 Anti-HIV，可以先服用齐多夫定/拉米夫定片（双汰芝），暴露后的 1 个月、3 个月、6 个月、1 年应定期追踪 Anti-HIV。

（7）可疑暴露于 HcV 时，要首先对医务人员进行检测

1）Anti-HCV（+），继续追踪肝功能。

2）医务人员 Anti-HCV（-）暴露后的3 个月、6 个月、9 个月、1 年应定期追踪肝功能、Anti-HCV。

（8）可疑暴露于梅毒感染者时，医务人员应预防注射长效青霉素，暴露后3 个月追踪 TP。

八、透析设备的消毒隔离管理制度

1．透析机一定要有国家食品药品监督管理局颁发的注册证才能投入临床

使用。

2. 每日透析后应消毒1次，时间1小时，浓度：原液5%金星消毒液，入机后稀释成1000PPM。消毒后应用反渗水冲洗30分钟，次日透析前冲选30分钟，要每周1次用枸橼酸清洗。

3. 每日透析后消毒1次，时间为60～90分钟，浓度：原液2.5%金星消毒液，入机后35倍稀释，消毒后应用反渗水冲洗1小时，次日透析前冲洗45分钟，每周应2次用枸橼酸清洗。RO（反渗透）水24小时红外线照射杀菌，每月应用浓度5%甲醛消毒1次，隔月用枸橼酸清洗1次。

4. A液、B液桶以及与透析液接触的容器每周应1次1%甲醛泡24小时。

5. 室内每日紫外线消毒1次，每月应进行空气培养。

6. 室内空气消毒　（甲醛溶液40ml/＋高锰酸钾粉30%）/m^3 应熏24小时。

7. 透析机以及管路用5%甲醛溶液每月消毒1次。

九、复用相关消毒隔离制度

1. 复用间要安装空气净化装置或者消毒设施、安装排气装置以确保空气流通，及时排除复用间的异味。应保持室温在18℃。

2. 复用护士操作时一定要穿隔离衣或者穿塑料围裙和袖套、戴护目镜、穿专用鞋。

3. 严格执行复用操作规程，应保持室内清洁整齐，不应有血迹、污物。

4. 房间内每日用紫外线照射2小时并应有记录。每日用250mg/L含氯消毒剂擦拭桌面、柜内、地面1次。

5. 应使用全自动复用设备。对半自动复用设备甚至手工复用的质量控制会存在相对的难度。

6. 乙型肝炎病毒标志物、丙型肝炎病毒标志物阳性患者、艾滋病病毒携带者或者艾滋病患者严禁复用透析器。不推荐丙型肝炎病毒标志物阳性患者复用透析器。要在专门区域、专用复用机上处理丙型肝炎病毒标志物阳性患者的复用透析器，并且分区存放其消毒后的透析器。

7. 复用透析器应专人专用。专门区域、固定放置消毒后的透析器。保存消毒透析器房间的温度最好在10℃左右。保持透析器存储架应至少每周清洁消毒1次。

8. 患者使用过的透析器应用过氧乙酸消毒2次，备用。消毒有效期是7天。

9. 每日检查消毒液的有效浓度。

10. 患者使用过不再留用的透析器、管路应放入医用垃圾集中处理。

11．每月室内应用甲醛溶液 40ml/m^2 + 高锰酸钾 30g/m^2，熏蒸 1 次，并应做空气培养 1 次。

12．应严格复用间内各类医疗用品的分类存放与及时处理。

十、治疗室的消毒隔离制度

1．进入治疗室要衣帽整洁、戴口罩、洗手、正规操作。

2．每日紫外线消毒 2 小时，并专门登记使用时间。

3．室内清洁区、无菌区有明显标记。

4．无菌物品与非无菌物品分别放置并位置固定，注明消毒日期及有效期（冬 10 月 1 日 ~5 月 1 日为 14 天，夏 5 月 1 日 ~10 月 1 日为 7 天）标记明显。

5．每周二、五更换镊子罐、消毒液、碘酒、酒精，各无菌物品均有标签及消毒日期。

6．治疗车上层为清洁区，下层为污染区。用完物品，车、盘清洁整齐。

7．药柜内药品摆放有序，口服药、外用药分柜放置，标签明显。

8．使用后的一次性注射器等用品，放入医用垃圾袋中，每日由卫生员，封闭运送至供应室、集中处理。

9．止血带一人一根，用后要在 125mg/L 的含氯消毒剂内浸泡 10 分钟，清洗、晾干备用。

10．生活垃圾与医用垃圾严格分开，医用垃圾用黄塑料袋包装送焚烧炉焚烧。

11．每月室内用甲醛溶液 40ml/m^2 + 高锰酸钾 30g/m^2 熏蒸 1 次，每月做空气培养 1 次。

注：本制度由各小组治疗班工作人员共同负责监督执行。

十一、护士站消毒隔离制度

1．进入室内应着专用服装。

2．随时保持室内清洁整齐，物品摆放有序，用毕放回原处。

3．桌面、地面每日擦拭两次，专用毛巾、拖布。

4．干燥器内化验单行双消，甲醛溶液熏蒸消毒完毕后粘贴在病历上。

5．冰箱内摆放药品，不能存放私人物品。

6．轮椅每周用 250mg/L 的含氯消毒剂擦拭 1 次。

注：本制度由外送班护士负责监督执行。

十二、透析液配置室消毒隔离制度

1．进入室内要着工作服、穿专用鞋。

2．操作者要戴口罩，着专门的工作服。应严格执行操作规范。

3．透析液现配现用，配液用水要使用反渗水。

4. 应保持配液间空气的洁净，空气菌落不得超过 $200CFU/m^3$。稀释透析液的容器要使用2%次氯酸钠每周消毒两次。

5. 每月应对透析液电解质情况、微生物进行抽查，每3个月应对透析液的内毒素进行监测。异常情况应分析、整改、复查。

6. 严格透析液的质量管理，透析液一定要由浓缩液加反渗水配制。

(1) 购买的浓缩透析液及透析粉剂一定要有国家食品药品监督管理局颁发的注册证。

(2) 由透析中心自行溶解购买透析粉剂时，一定要有专人负责，且有人员进行核查登记。

(3) 配置好的A液（电解质液）不得超过1周，B液（碳酸氢盐液）不得超过24小时。

(4) 每月应进行一次透析液的微生物检测，每3个月应进行一次透析液内毒素检测。检测时要在透析液进入透析器的位置收集标本。监测的结果以细菌数不高于200CFU/ml，内毒素不得超过2EU/ml为达标。注意登记结果并保留。

(5) 应定期进行透析液溶质浓度的检测，碳酸氢盐透析液的溶质浓度参见表4-1。

表4-1 碳酸氢盐透析液中的溶质浓度

名称	浓度（mmol/L）
钠	135~145
钾	0~4.0
钙	1.25~1.75
镁	0.75~0.5
氯	100~115
醋酸根	2~4
碳酸氢根	30~40
葡萄糖	0~11
pH	7.1~7.3

十三、水处理系统的消毒隔离措施

1. 水处理设备一定要有国家监督管理部门颁发的注册证才能投入临床使用。新安装的水处理系统或者怀疑水处理系统有问题时要提高检测频度；若确定水处理设备存在问题而不能及时纠正，要停止使用。

2. 透析使用的透析用水应参照美国医疗器械学会（AAMI）对血液透析用水的要求管理。

3. 要根据设备的要求定期对水处理系统以及供水管路进行冲洗、消毒并登记。发现问题要及时处理并做好记录，保证水处理系统正常运转，每次消毒及冲洗后测定管路中消毒液残留量，确定在安全范围内（没有涉及的消毒剂请参照生产厂商的说明书）。

水路中消毒剂的最大允许残留浓度为：甲醛 < 10mg/L
过氧乙酸 < 1ppm
游离氯 < 0.5mg/L

4. 透析用水的水质污染物应每年至少测定一次，保证符合质量要求。

5. 每周应进行残留氯或者氯胺测定，游离氯 < 0.1mg/L。

6. 每月应进行透析用水细菌培养，在水路末端进入血液透析机的位置收集标本，细菌数不应超出200CFU/ml，登记并且保留检验结果。

7. 每3个月应至少对透析用水进行内毒素检测一次，留取标本方法同细菌培养，内毒素不得超过2EU/ml，登记并且保留检验结果。

8. 细菌数或者内毒素一项超标，一定要寻找原因，制定整改措施，直到检测合格才可使用。

9. 透析用水处理装置（包括管道）要每3个月消毒一次。

十四、透析液的消毒隔离措施

1. 每月应进行透析液的细菌培养，要在透析液进入透析器的位置或者透析液透析器出口处收集标本，细菌数不得高于200CFU/ml，登记并且保留检验结果。

2. 每3个月应至少对透析液进行内毒素检测一次，留取标本方法同细菌培养，内毒素不得超过2EU/ml，登记并且保留检验结果。

3. 细菌数或者内毒素一项超标，一定要寻找原因，制定整改措施，直到检测合格才可使用。

十五、医疗废物管理制度

1. 透析中心要设立专门医疗废物存放处，凡是医疗废物都要装入加盖的污物桶内，并且做到垃圾袋每日定时更换，污物桶每天应定时清洁消毒。

2. 工作人员要对医疗废物进行分类放置，并且装入统一的专用垃圾袋，其中，特殊危险医疗废物应使用红色垃圾袋、一般医疗废物应使用黄色垃圾袋、生活垃圾应使用黑色垃圾袋。

3. 工作人员将医疗废物分装处理完毕后，应由专人将医疗废物按收置时间、地点规定，送到指定的收置地点。

4. 中心运送垃圾的员工要与收置点工作人员作好交接、登记，双方签字，并保存记录3年。

第三节 其他管理制度

一、收费管理制度

1. 应严格执行国家物价政策，按照规定收费，不得巧立名目乱收费。

2. 当班责任护士应对所负责患者收费全部负责。

3. 收入的所有费用要纳入医院财务部门统一管理，并且向患者出具医院统一发票。

2. 要求尽可能在班内解决患者收费，特殊情况与医师协商收取押金，交与会计，并向患者出具收条，两人以上签字并保管。

3. 到其他科室做治疗（连续性血液净化，血液灌流，血浆置换等）治疗票应由当班护士负责收取后上交。

4. 医保以及自费患者每次透析时收费，公费患者应每月月初收当月费用，防止拖欠费或者漏收费。

5. 治疗票应与本人相符。每日一小结，每周一中结，每月一大结。

6. 应分配每人所负责的患者，月底点票，整理装订病志，上交。出现费用问题，应由该患者当日责任护士负责。

7. 护士长要每月核查患者收费情况。

二、安全管理制度

1. 各级各类医护人员应实施岗前教育及继续教育。

2. 健全制度，保障医疗安全。

3. 建立质量安全管理委员会，并加强环节质量及终末质量控制，定期分析质量问题，及时提出整改意见，并实施反馈控制，有效地预防医疗事故的发生。

4. 加强患者的安全管理，且建立质量控制网络系统，应定期进行安全巡视，定期召开安全会议，评价及修正有关安全措施。

5. 病历质量严格把关，加强病历等医疗护理文书的书写及保管制度，不应伪造、隐匿、销毁。

6. 强化医护人员的伦理道德观念，且保护患者的隐私权，不便告知患者病情需由患者家属签字时，一定要有患者的指定授权委托书和签字。

7. 分两班（或者三班）透析时，各班护士应做好交接班制度。

8. 工作时应严格执行无菌制度，防止交叉感染；上、下机应严格按操作规程进行。

9. 不应擅自脱岗、串岗，若有事须离开，应向有关人员请假并告知去向。

三、设备维修保养管理制度

1. 透析设备管理 血液透析中心的透析设备主要包括透析机、透析用水机、复用机。这些设备应在医院设备物资部的要求与指导下定期进行数量及完好率的评估。主要包括机器动用率、维修率的统计，设备消毒情况的记录等。

2. 一般医用设备 血液透析中心的一般医用设备主要包括病床（椅）、电力供应装置、氧气与吸引装置、操作台等。要安排专人定期对设备的性能、工作状态进行检测，确保适时透析治疗与抢救。

3. 透析专用耗材管理 应建立透析专用耗材管理制度，一般存放于库房的耗材要保留在原装盒中。打开硬质外包装后的耗材应存放于治疗室中。贵重耗材要专人负责，定期清点。每月对领用及使用物品数量有总结，异常情况要有分析。

4. 一般医用物资管理 可定基数管理一般医用耗材。应由专人负责检查使用情况并且定期补充消耗量。

5. 每日巡视透析机的工作情况，应实施机器的消毒以及除钙。

6. 根据具体使用设备的环境及条件的情况，制定切实可行的维护及保养计划，确保设备正常运转。

7. 每次对设备进行维护及保养后，在维护保养日记上记录进行操作的日期及类型。

8. 根据设备的要求应定期对水处理系统进行冲洗、消毒并且登记，发现问题要及时处理。

9. 定期进行透析用水以及透析液的检测，保留原始资料及记录，确保其符合质量要求。

10. 抢救物资管理要根据血液透析患者的抢救特点进行抢救物品的配置与管理。

（1）透析室要备有除颤仪、监护仪、气管插管等心肺复苏的专用抢救设施。有条件的透析中心可以设抢救室，用以满足危重患者（如急性中毒、多器官功能障碍等）的抢救需要。

（2）抢救车配置要注意兼顾血液透析即刻并发症，如低血压、心律失常、过敏反应的急救处理的需要。

（3）专用抢救设施要定数量、定放置地点、定专人管理，应定期检查维修。

（4）组成透析单元的电力供应、氧气及负压装置须随时保证适用。

四、质量控制管理制度

1. 质量控制制度

(1) 血液净化中心（室）要提高对质量管理重要性的认识，学习和了解国内外先进的透析质量管理经验。

(2) 组建包括血液净化中心（室）主任、护士长、医师、护士、工程师、护理人员参加的质控领导小组，并且进行有效地分工及合作。

(3) 制订各种质控表格，主要包括患者异常情况、透析不适反应登记、透析慢性并发症登记、患者定期透析疗效指标记录以及患者满意度调查等。

(4) 定期召开质控小组成员会议，并总结成绩，分析存在问题，且提出解决办法。

(5) 在质量管理中，应体现以人为本的精神，不断改进服务，为患者创造安全、舒适、高效及个体化的透析服务。

(6) 在质量管理中，须调动患者参与质量管理的积极性，经常走访患者，以了解他们对血液净化中心（室）进一步改进工作的建议。

2. 质量控制的主要措施

(1) 完善各种规章制度：在血液透析治疗技术的发展过程中，我们建立了诸如岗位责任制、消毒隔离制度、透析器复用制度、交接班制度、血液净化标准操作程序、水处理系统的消毒保养制度、设备的维修保养制度、抢救管理制度等。在质量控制中要根据实际情况，主动增加。

(2) 成立质量控制小组：质量控制小组的核心是中心的护理管理者，但也参与质量控制的成员要包括各个环节的护士，如基层护士对基础护理质量的正确保持、院内感染监测护士对院内感染情况的定期监测、复用护士对复用质量的控制、专业护士对透析并发症的预防等。质控小组要根据透析各质量关键环节组织定期检查，定期召开质量控制会议，并建立提高质量的质量控制整改措施。

(3) 成立风险管理小组：风险管理小组成员应由专科护士或者高年资专业护士组成，主要的工作内容是预见性的评估在透析治疗与护理过程中可能会存在的质量风险，如辅助护士独立操作可能出现的技术问题、危重患者透析过程中可能会出现的生命危险、透析中可能会出现的停电、停水及出现的透析液污染。风险管理小组成员要主动预警，提高透析中心的护理品质管理。

(4) 建立反馈途径

1) 交接班：交接班是确保治疗安全、提高透析质量的基本手段，如血管通路情况的交接、透析即刻并发症发生的可能性评估及患者的生活照顾需求等。该方法能够利用正反馈的手段不断地强化患者可能面临的质量问题，以便加强对透析患者的观察和及时解决问题。

2) 例会制度与特殊案例讨论：提高整体质量控制的主要手段是例会制度与病案讨论。通过定期的例会讨论，可不断地明了质量控制的要求，以帮助每个员工自觉地实施质量控制的手段。通过特殊案例讨论，可以让我们反思工作中的不足，集中集体优势解决问题，这是一种利用负反馈方法进行质量控制的手段。

3）与患者的沟通：与患者沟通是一种最直接的质量控制手段。通过沟通，可检查透析护士对透析患者的了解程度及主动质量控制效果。

4）血液透析护理管理考核：血液透析护理管理考核从环境质量管理、护理人员管理、药品管理及患者管理四个主要方面进行。

五、物品管理制度

1．固定资产的管理

（1）建立固定资产登记本，按名称、规格、数量、型号登记。由专人负责。

（2）凡固定资产的调配必须由科主任、护士长、相关负责人签字。

（3）对固定资产的调入、调出建立登记本，进行登记。

（4）透析机每日用毕，由透析室护士负责用250mg/L的含氯消毒剂擦拭、归位，登记，并由当班技师负责每日维护。

2．一次性消耗材料的管理

（1）建立一次性消耗物品登记本，管理同固定资产管理办法，由专人负责登记并请领。

（2）一次性消耗物品用后处理见透析室物品消毒。

六、进修护士管理制度

血液净化中心是学习血液净化技术的基地，是进口透析机、透析消耗发展趋势的展示窗口，是学习维修、保养透析设备的课堂，对自愿前来进修的人士表示欢迎。希望能互相学习、共同提高。

1．凡到血液净化室进修必须递交申请书一份，得到血液净化室领导同意后方可办理进修手续。

2．在护士长领导下，按带教计划，进行业务培训。

3．尊重带教老师，遵守血液净化室各项规章制度。

4．有关操作在老师指导下进行，凡擅自操作，后果自负。

七、血液净化室输血制度

1．透析门诊患者输血　前一日准备好配血单，收费票交予处置班，第二日处置班至血库拿血与血库核对无误后，交予责任护士，并与责任护士核对无误后双签字。责任护士负责输血（并按输血要求处置）。

2．病房患者输血　病房护士预约好，与透析室护士交班。处置班负责拿血，并与责任护士核对无误后双签字。急诊透析，病房护士负责取血并与透析室护士核对无误后双签字方可输血。

3．急诊患者输血　如果紧急情况（找不到第二人），可以让护理员取血，护士必须严格查对双签字无误后方可输入。

八、血液净化室一次性医疗用品使用管理制度

1．必须使用质量验证合格的一次性医疗卫生用品。

2．加强对一次性物品的管理，设专人管理，贵重物品签字领用。科室不超量存放，以防过期或污染。

3．物品需正确存放，防止受潮、破损、污染。

4．在使用一次性物品前，必须检查有效期及有无破损。

5．一次性物品使用后，必须按要求放置，统一回收焚烧。

6．所有一次性物品按规定使用，包装上显示一次性的不得重复使用。

九、库房管理制度

1．库房由专人负责，外部人员一律不准进入库房。

2．严格物品验收入库手续，须清点数目、检验质量后，方可入库。

3．各类物品须正确存放，防止受潮、破损。

4．库房物品须每周核对、每月清点，如有不符，查明原因并登记。

5．贵重物品（血滤器、透析器、灌流器）使用须有登记、签名。

6．借出物品必须有登记、签名，贵重物品经护士长允许后方可借出。

7．保持卫生，每日清扫1次，每周大扫除1次。

第五章　血液净化室（中心）操作技能管理

第一节　操作规范

一、患者透析前的准备

1. 心理准备　患者透析前医护人员应充分做好宣教工作，介绍有关透析的知识，提高患者对血液透析的认识，能够接受血液透析并能主动配合。

2. 签署知情同意书　患者透析前应签署知情同意书，主要包括透析方式同意书、血液透析知情同意书、血管通路同意书、透析器选择同意书。

3. 建立血管通路　患者透析前应建立血管通路，如内瘘、临时血管通路等。

4. 透析前检查　患者透析前应抽血检查肝肾功能、血常规、电解质、肝炎免疫、HIV 等。根据患者的情况进行隔离，制定透析处方。

5. 测量生命体征及体重　患者透析前应测量生命体征及体重，并了解患者透析间期病情变化，制定透析方案。

6. 患者换鞋进入血液净化中心（室）。

二、护士准备

1. 环境应清洁、整齐，地面干燥。

2. 护士应精神饱满，着装整洁，戴口罩、手套。

3. 护士应了解患者病情　阅读病历，了解患者的姓名、年龄、性别、诊断、药物等。

4. 物品准备　核对医嘱，根据医嘱准备相应的透析机、透析器、透析液、透析管路、心电监护仪、药物、抢救器材、生理盐水、止血带、一次性手套、穿刺物品及抗凝剂等。

5. 预冲透析器及管路后，注入肝素盐水 15～20ml，闭路循环。

6. 建立患者的血管通路　评估患者血管通路的功能，并且建立血管通路，如内瘘、临时血管通路，确保充足的血流量。

7. 严格无菌操作。

8. 根据医嘱正确留取各种标本。

三、内瘘穿刺工作流程和质量标准

1. 评估患者的内瘘功能，主要包括内瘘杂音，穿刺部位有无红、肿、热、痛，皮疹、淤青、硬结，内瘘的走向，选择穿刺的部位。

2. 在穿刺部位应铺设治疗巾。

3. 在穿刺部位上5cm处扎止血带，松紧应适中，较充盈的内瘘穿刺可以不扎止血带。

4. 应消毒静脉穿刺部位2遍以上，向心方向穿刺静脉端，判断穿刺是否成功，并夹闭内瘘针夹。

5. 消毒动脉穿刺部位2遍以上，针头朝吻合口方向穿刺内瘘动脉端，且判断穿刺是否成功，夹闭内瘘针夹注意动脉穿刺点距吻合口的距离至少3cm以上，动脉、静脉穿刺点距离应大于10cm。

6. 穿刺成功后应用胶布固定内瘘针，通常每根穿刺针贴3条胶布，防止松动或者滑脱，穿刺点覆盖创可贴。

7. 穿刺部位要轮流更换，切忌定点穿刺，可由远而近做绳梯状穿刺。

四、上机操作工作流程和质量标准

1. 核对　内容主要包括医嘱、血液透析方式、药品、物品准备、患者情况、透析器、血液透析机是否处于准备状态、透析器以及透析管路是否排尽空气并且充满预充液，体外循环管路系统各连接处连接是否紧密，安装是否正确，未使用的管路开口是否处于加帽密封和夹闭管夹的双保险状态。

2. 遵医嘱个体化使用普通肝素、低分子肝素或无肝素透析。

3. 将透析管路的动脉端与动脉穿刺针衔接好，透析管路的静脉端与无菌废液袋连接，打开动脉穿刺针夹子，启动血泵，血流量50～100ml/min。

4. 当血液流至静脉贮气壶时，停血泵，夹闭透析管路静脉端夹子，再将透析管路静脉端与患者血管通路静脉端连接，并打开静脉端夹子以及内瘘针夹，并开动血泵。

5. 逐渐调整血流量至200～350ml/min，调整各项透析参数，并打开超滤键。

6. 再次核对各连接是否正确、紧密，未使用的管路开口是否关闭，机器运行是否正常，并且两人核对各项参数设定是否正确。

7. 向患者交代透析中注意事项，透析管路用血管钳妥善固定，以防扭曲、受压及滑脱。

8. 观察患者的病情变化，并准确记录透析记录单。

五、下机操作工作流程和质量标准（推荐密闭式回血）

1. 准备生理盐水500ml。

2. 调整血流量50～100ml/min。

3. 打开动脉端进液侧管，用生理盐水将残留在动脉进液侧管内的血液回输到动脉壶（避免血栓进入内瘘血管）。

4．关闭血泵，靠重力将动脉进液侧管近心侧的血液回输入患者体内。

5．夹闭动脉管路夹子和动脉穿刺针处夹子。

6．打开血泵，用生理盐水全程回血。可用双手揉搓透析器，但不得用手挤压静脉管路。当生理盐水回输至静脉壶、安全夹自动关闭后，停止继续回血。不得将管路从安全夹中强制取出，将管路液体完全回输至患者体内。

7．夹闭静脉管路夹子和静脉穿刺针夹子，先拔出动脉穿刺针，再拔出静脉穿刺针，压迫穿刺部位 2～3 分钟。

8．动脉、静脉穿刺部位加压包扎 10～20 分钟后，检查穿刺部位无出血或渗血后松开包扎。

9．整理用物。

10．测量生命体征，记录治疗单，签名。

11．更换透析单元用物，清洁、消毒物品、机器表面，开窗通风，空气消毒。

12．对透析患者病情、机器运转情况等进行交班记录。

六、透析时的病情观察

1．观察病情变化，并每小时测血压、脉搏，加强与患者的沟通，嘱其在透析过程中如有不适尽早告知，从而及早发现透析中急性并发症的早期症状，及时处理。

2．观察血管穿刺处是否有渗血、肿胀、疼痛及固定情况。

3．观察机器的运行情况，监视各种报警装置出现异常及时处理或联系维修工程师，解除各种故障。

4．观察患者的超滤情况，并判断超滤是否准确，是否达到目标超滤量。

5．观察透析管路、透析器内血液的颜色及静脉压、跨膜压的情况，防止凝血。

6．准确记录透析记录单。

七、透析后患者的护理

1．根据医嘱正确留取各种透析后标本。

2．妥善处理患者的血管通路，内瘘加压包扎，并且交代解除加压的时间（10～20 分钟）。临时深静脉留置导管有效封管，并且交代注意事项。

3．待患者穿刺部位无出血，内瘘杂音良好，生命体征平稳后，方可起床，护士协助患者测量体重，并且判断超滤是否准确，准确记录。

4．交代下次透析时间安排。

5．做好透析间期患者自我护理的宣教工作，如饮食、饮水、动静脉内瘘、用药、干体重的正确评估等。

第二节 操作常规

一、费森尤斯4008S型血液透析机操作常规（表5-1）

表5-1 4008S型血液透析机操作常规

屏幕显示	操作	要点、说明
On/Off	按此键，开启机器	将浓缩液吸管分别置于AB浓缩液中
Test	自检键，闪烁时按键开始自检	膜外快速接头待自检通过后方可连接
Start/Stop 血泵上	开始停止键，安装血路管	注意操作者手与泵轴保持安全距离
Prime	预冲键，预冲血路管	预冲血泵速率≤180ml/min 建议膜内气体排尽后连接膜外快速接头
Dialysate Menu	透析液菜单键，设定透析液相关参数	—
Conf	按确认键，确认已设定的参数	超滤量单位为ml
UF Menu	超滤菜单键，设定超滤相关参数	—
Conf	按确认键，确认已设定的参数	—
▼肝素模组上	按此键，安装肝素注射器	光学传感器监测到血液时该键被限制使用
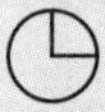	按此键，设定肝素泵运行	窗口数字闪烁时用▲/▼设定单位h：min
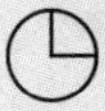	按此键，确认已设定的运行时间	—
肝素模组上 Rate	速率键，设定肝素追加速率	窗口数字闪烁时用▲/▼设定，单位h：min
Rate	速率键，确认已设定的追加速率	—
血泵模组上 Start/Stop	开始/停止键，开启血泵引血	当血液流至静脉管路的1/3～1/2时，连接静脉针，当光学传感器检测到血液时，动脉、静脉压（TMP稍滞后）报警界限自动设定，血泵停止转运并有报警音提示
Start/Reset	开始/重设键，开启血泵	调整血泵速率
肝素模组上 Start/Stop	开始/停止键，开启肝素泵	—
UF On/Off	超滤开关键，开启超滤	—

续　表

屏幕显示	操作	要点、说明
UF Goal reached	—	超滤目标已到：当超滤目标完成时，机器发出提示音，显示信息
Start/Reset	按此键，显示 Reinfusion	是否回血
Conf	确认键，确认回血，泵停止	—
Start/Reset	按此键，开启血泵回血	当光学传感器检测到血色变浅，血泵停止，有提示声音
Start/Reset	按此键，开启血泵	继续回血，直至血液全部回输
血泵上 Start/Stop	开始/停止键，关闭血泵	—
透析结束，整理用物		

二、4008H ONLINEplus 在线预冲治疗操作常规

1. 准备标准　同血液透析。

2. 操作标准

（1）同血液透析。

（2）同血液透析。

（3）自检通过后安装透析器，管路，连接透析液快速接头至透析器膜外端（注意：不要按 Prime 键，连接 A、V 压力监测器）。

（4）在 ONLINEplus 显示器上操作见表 5-2。

表 5-2　在 ONLINEplus 显示器上操作表

屏幕显示	操作标准	要点、说明
Select mode HDF ?	选择模式 HDF 按 Enter 确认所选治疗模式	按↑↓选择治疗模式
Connect Sub. tubing?	连接置换液管路? 按 Enter	确认连接安全导管
Please wait!	请等待	—
Open sub. port!	打开置换液端口，提蓝点柄顺时针旋转 90°，安装置换液安全导管	—
Open Pump door	打开泵门，按住 Start/Stop 键导入安全导管	—

续 表

屏幕显示	操作标准	要点、说明
Connet Sub. tubing!	连接置换液管路，提蓝点柄顺时针旋转90°	固定置换液安全导管Y形管红夹子端接血路管动脉端，白夹子端接动脉壶（前稀释）/静脉端（后稀释）。红夹子打开，白夹子关闭
Open rise Port!	打开冲洗端口，提灰点柄顺时针旋转90° 安装冲洗连接头，血路管静脉端与冲洗连接头测口连接	—
Connet rise connet!	连接冲洗连接头，提灰点柄顺时针旋转90°	固定冲洗连接头
Priming Blood lines	预冲血路管，按Prime键，开始预冲	血流速≤300ml/min，连接A、V压力监测
RinseVol：1000ml	显示已预冲的液体量	—
UFVol：500ml	显示已超滤的液体量	超滤开始时给予20mg的肝素注入血路
Terminate Rinse?	结束冲洗，按Start/Stop，按Enter键	结束预冲
Remove Rinseconnector	移出冲洗连接头，提灰点柄逆时针旋转90°	静脉管路与动脉管路连接，形成闭路循环，将Y形管红夹子关闭并盖好盖帽，白夹子打开
Close Rinse Port!	关闭冲洗端口，提灰点柄逆时针旋转90°	关闭冲洗端口
Enter Sub Volume!	输入置换液量，并确认	按Volume（容量键） 按▲/▼键输入置换量 按Enter确认 置换速率必须与血流速率相匹配
Rate：50ml/min	显示已设定置换量	—
SubVol：12L	—	—
Start HDF	开始透析滤过，按Start/Stop键，治疗开始	治疗开始，需先开启超滤
Rate：50ml/min	显示置换速率	—
SubVol：0.12L	显示已置换量	—
UF Goal reached	超滤目标已到	超滤目标完成时，机器发出提示音

续　表

屏幕显示	操作标准	要点、说明
Reinfusion?	按 Sart/Rest 键，准备回血是否回血，按 Conf 键确认回血 按 Start/Rest 键，开启血泵 按 Start/Stop 键，关闭血泵	关闭 Y 形管上的白夹子 血泵停止，降低血流量，拔除动脉针 回抽动脉穿刺针内血液 断开穿刺针
Reinfusion Online?	按 Enter 键，确认在线回血	将动脉端与 Y 形管红夹子连接，打开红夹子
Reinfusion prepared?	按 Enter 键，已准备在线回血 按 Start/Stop 键	回血
SubVol：xxL	已置换总量	—
ReinfVol xxxmL	已用回血液体量	—
—	按 Start/Stop 键，关闭血泵回血完毕	其他同血液透析要求

三、血液灌流（HP）操作常规

1．准备标准

（1）护士操作前准备：同血液透析。

（2）物品准备：准备机器（可用专业血液灌流机或常规血透机或 CRRT 设备）灌流器、透析管路、穿刺针、无菌治疗巾、生理盐水、碘伏和棉签等消毒物品、止血带、一次性手套、接线板、肝素。

2．操作准备

（1）核对患者、机器、灌流器及管路。

（2）开机：连接电源，打开电源开关，启动 BM25，POWER/ON。

（3）自检。

（4）管路安装：安装灌流器，安装动脉、静脉管路（先将动脉管路充满生理盐水后再与灌流器动脉端连接），再连接静脉端，静脉末端连接废液袋。

（5）预冲，密闭式冲洗。开启血泵，以 80～100ml/min 速度预冲，肝素生理盐水（按说明书配制）用量为 3000ml（灌流器静脉端向上，使盐水自下而上冲洗灌流器并排除气泡，操作者可用双手揉旋灌流器，以便盐水充分浸匀炭颗粒，将灌流器中的空气排尽）。

（6）预冲结束后，闭路循环 20～30 分钟（灌流器充分吸附肝素，避免灌流中发生凝血）。

（7）冲净管路：最后用无肝素的生理盐水 500ml 冲管路及灌流器内的肝素盐水，并再次检查空气是否排净。

3．建立体外循环

（1）血管通路准备，静脉插管或内瘘。根据医嘱推注首剂肝素（一般首剂量0.5～1.0mg/kg，以后每30分钟追加肝素8～10mg）。

（2）连接患者，进入治疗模式。

（3）自我查对，依次查对体外循环管路系统各连接处和管路开口处，未使用的管路开口应处于加帽密封和夹闭管夹的双保险状态。

（4）观察患者反应，调整血流量（血流量150～200ml/min，流量过低易发生凝血，流量过高影响吸附率，效果欠佳）。

（5）监测护理，密切观察血压、脉搏、呼吸情况，血液颜色是否加深，静脉压、动脉压等变化，并详细记录。

（6）结束治疗，一次灌流时间为2～2.5小时，此时灌流器已趋于饱和，若有必要继续血液灌流治疗，可每间隔2小时更换1个灌流器，治疗时间一般不超过6小时，再次灌流则应在12～24小时以后进行。

（7）密闭式回血，同血液透析，严禁敲打灌流器，防止吸附物脱落。

（8）整理用物，关闭电源（灌流器及管路用后放置于黄色垃圾袋内，放于治疗室医用垃圾桶内，机器清洁、消毒）。

（9）记录：记录肝素量、患者情况及灌流器凝血情况等。

四、血液灌流串联血液透析操作常规

1．准备标准

（1）着装整齐，洗手，戴口罩、手套。

（2）物品准备：透析器、灌流器及连接管、透析管路、穿刺针、无菌治疗巾、生理盐水、碘伏和棉签等消毒物品、止血带、一次性手套、透析液。

（3）核对A、B浓缩透析液，检查A、B透析液连接。

2．操作标准

（1）核对病志、机器、透析器、灌流器，透析液。

（2）开机自检：①检查透析机电源线连接是否正常；②打开机器电源总开关；③按要求进行机器自检。

（3）管路安装：①检查透析器及透析管路有无破损、外包装是否完好；②查看有效期、型号；③按照无菌操作原则进行；④管路安装顺序按照体外循环的血流方向依次安装；⑤管路安装顺序：动脉管路与生理盐水连接，排尽气体后连接灌流器动脉端。取连接管将蓝色端与灌流器静脉端连接红色端连接透析器动脉端。将灌流器串联在透析器前，不要将灌流器内灌注液放掉，以免重新排气。

（4）密闭式冲洗：①启动血泵速度80～100ml/min，生理盐水流向为动脉段→灌流器→连接管→透析器→静脉端→废液袋，排尽气体后，以200ml/

min 速度预冲（使用肝素盐水要按说明书要求配制，操作者可用双手揉旋透析器，以便盐水充分浸匀炭颗粒，将灌流器中的空气排尽）；②泵速调至200～300ml/min，连接透析液接头及透析器旁路，排净透析器透析液室气体；③达到生理盐水预冲量后进行闭式循环；④预冲生理盐水直接流入废液袋。

3．建立体外循环

（1）核对姓名、床号，解释目的、取得合作。测体重，测血压。评估患者一般情况（液体出入量，有无出血、水肿，睡眠等）。

（2）洗手，戴口罩、手套。

（3）血管通路准备：①检查血管通路有无红肿、渗出、硬结等；②摸清血管走向和搏动；③选择穿刺点，消毒穿刺部位；④选择合适的穿刺针（根据血管粗细、血流量等要求）；⑤采用阶梯式、纽扣式等方法，以合适角度穿刺血管，根据医嘱推注首剂肝素量。

（4）设定参数（超滤量增加200ml）。

（5）设置血泵流速50～100ml/min，连接动脉管路→打开血泵→连接静脉端→进入治疗。

（6）体外循环建立后，询问患者自我感觉。

（7）自我查对，依次查对体外循环管路系统各连接处和管路开口处，未使用的管路开口应处于加帽密封和夹闭管夹的双保险状态。

（8）根据医嘱两人查对机器治疗参数。

（9）整理用物。

（10）洗手，测量血压、脉搏，装好床挡，在治疗单上详细记录各数据。

（11）洗手，戴口罩、手套。

（12）灌流治疗时间到（2～2.5小时），关泵，关闭动脉管路，连接生理盐水，开泵，调节流速100ml/min，自管路动脉端回血。

（13）当灌流器血颜色变浅，关泵，夹闭管路，撤下灌流器，动脉管路连接透析器，打开血泵继续透析至结束。

（14）整理用物。

五、床边血滤操作常规

1．物品准备

（1）消毒盒（2%碘酊、75%乙醇、消毒棉签）。

（2）床边血滤机（BM25）、接线板。

（3）血滤器、管道1套（检查血滤器及管路型号、有效期、外包装是否潮湿、有无破损）、废液袋2个。

（4）生理盐水、置换液、输液器、肝素、注射器、穿刺针、无菌纱布2块、止血钳3把（无锯齿）、胶布、止血带、一次性手套等。

（5）备好抢救物品：包括各类抢救药品、氧气、吸引器、心电监护仪、血压监测仪等。

2．操作准备

（1）核对患者、机器、血滤器及管路。

（2）连接电源、打开电源开关，按下 power/on 键，启动 BM25（在开启 BM25 的过程中，不应该将管路装入血泵中，并且袋子不能悬挂在测重秤上。若将管路系统安装就位，机器就会显示一个以“E……”开头的故障信息，并持续报警。在这种情况下，应关闭体外循环监测系统 BM11，在重新开机之前，卸下管路系统）。

（3）自检（进入自检过程 30 秒，血泵显示 80ml/min，空气报警、漏血报警）。

（4）管路安装

1）安装血滤器（将其动脉端朝下垂直放置）。

2）安装动脉、静脉管路（连接压力监测，在上静脉管路时不要锁上夹力杆）。

3）安装置换液/透析液管路（根据医嘱连接置换液的管路与血液管路；后稀释——将加热袋上部的置换液/透析液管路连接到位于 BM11 上静脉管路上的除气室的接口。前稀释——将加热袋上部的置换液/透析液管路连接到位于 BM11 上的动脉管路上的滴壶接口）。

4）安装滤出液管路（把漏血壶放入漏血监测器中）。

5）连接抗凝剂（肝素）线路。

（5）预冲（密闭式冲洗）

1）预冲血液管路：将 1000ml 的预冲液悬挂在静脉滴注架上；将动脉管路的患者端连接到预冲液袋上，将静脉管路的患者端与预充液排出袋相连接；设置预充程序；保证管路夹全部开放，关闭超滤液管路上的夹子。按下血泵键，将血泵速度调至 100ml/min，血泵上的信号灯持续闪亮，预冲液灌注动脉管路；预冲动脉管路、肝素线路、血滤器和静脉管路。

当血液管路完全排出空气时，将控制杆拧至垂直水平以激活空气检测器。

2）预冲治疗液管路：拧开超滤管夹子，重启血泵。保持血泵运转的同时，启动 priming/5s-reset 键，两个治疗泵开始以 150ml/min 的速度运转；置换液开始充满置换液/透析液管路，进入体外循环血液管路；转动血滤器静脉端向下垂直，血滤器/透析器液体侧开始填充液体，液面自下而上；当超滤管路上的漏血壶充满液体后，BM11 漏血报警指示灯熄灭；当血滤器两侧都充满液体后，用手掌轻拍血滤器，将气泡排出；待整个管路中没有明显可见的气泡后，调整除气室液面在 3/4 处；预冲结束后，管路内注入肝素 100mg，闭路20分钟（预冲生理盐水2000ml），进入治疗模式。除去预冲液和预冲液收集袋，排空超滤液袋；连接置换液和肝素。

3. 建立体外循环

（1）血管通路准备

1）静脉插管或内瘘（同血液透析，按照无菌操作原则进行）。

2）根据医嘱静脉推注首剂肝素。

（2）设置治疗参数：设定血泵速度，成年人常规为150～250ml/min，超滤总量（L）、超滤速度（L/h）、置换液总量（L）、置换液速度（L/h）、稀释方法、抗凝剂的追加。

（3）连接患者，进入治疗模式。

（4）自我查对：依次查对体外循环管路系统各连接处和管路开口处，未使用的管路开口处于加帽密封和夹闭管夹的双保险状态。

（5）观察接管后患者的反应。

（6）监测护理：每1小时观察血压、脉搏、呼吸情况；观察超滤量、滤出液、静脉压、动脉压及跨膜压等变化，并记录。

（7）结束治疗，达到治疗量后回血（密闭式同血液透析）。

（8）清除治疗参数（按压BM14 Priming 5秒可使治疗数据设置为0）。

（9）整理用物，关闭电源。

（10）记录患者情况、超滤量、肝素用量、血滤器及管路有无凝血情况。

4. 注意事项

（1）预冲血液管路注意事项

1）在预冲阶段，泵转动2分钟就停止。如果需要，按血泵的“开”键，泵还可以再转动，漏血报警、空气报警和压力检测器在预冲期间不激活。

2）液体袋的出口应在较低的位置。

3）如果压力检测未通过，在血液流速显示窗中出现错误代码，此时关闭血泵，检测所有连线，保证牢固，重新开启血泵。

4）如果进入治疗模式5分钟未设置治疗参数，液体输入泵和输出泵将会报警。若BM14的治疗已结束，按开/关键5秒关闭它，而BM11将继续转动但不进行超滤。

（2）治疗结束后的注意事项

1）观察滤出液的颜色和透明度。

2）记录血滤器及管路有无凝血，若需更换记录更换时间。

3）记录每小时的规定超滤量。

4）记录肝素用量。

5）记录静脉压、动脉压及跨膜压值。

6）如果 BM14 断电超过 1 小时，重新开启以后，既往设置的所有数据会自动设置为 0。因此，在更换管路之前，必须记录 BM14 机器上的数据。

7）置换液废液袋由血滤护士放置感染医用垃圾桶内。

8）血滤器及管路用后放入黄色垃圾袋内，放入医用垃圾桶内。

9）机器清洁消毒。

六、单膜血浆置换操作常规

单膜血浆置换操作见表 5-3。

表 5-3 单膜血浆置换操作表

	操作步骤	要点说明
操作前准备	物品：①消毒盒（2% 碘伏、75% 乙醇、消毒棉签）；②血滤机（BM25）、接线板；③血滤器、管道 1 套、废液袋 1 个；④0.9% 氯化钠注射液、输液器、穿刺针、纸球、无菌纱布 2 块、止血钳、止血带、无菌敷布 1 块、胶布、一次性手套；⑤血浆、5% 葡萄糖溶液、10% 葡萄糖酸钙、地塞米松、肝素	检查各物品有效期、型号、滤器及管路有无破损、外包装是否完好
	核对患者、机器型号、血滤器及管路	向患者宣教血浆置换术配合要求
	连接电源、打开电源开关、按压 POWER/ON 键，启动 BM25	—
	自检	机器系统功能完好方可应用
	管路安装：①安装血滤器；②安装动脉、静脉管路；③安装置换液/透析液管路；④安装滤出液管路	空气报警、漏血报警，证明机器正常可用
	预冲：密闭式冲洗。同床边血滤。冲洗结束后管道内注入肝素 100mg，闭路循环 20 分钟	连接压力监测，在上静脉管路时不要锁止夹力杆，预冲生理盐水 2000ml
建立体外循环	血管通路准备：①静脉插管或内瘘；②根据医嘱推注首剂肝素	同床边血滤
	设定治疗参数，设定血泵速度，置换液量（血浆）	—
	连接患者，进入治疗模式。血泵流速 50ml/min	治疗前静脉推注地塞米松
	自我查对，依次查对体外循环管路系统各连接处和管路开口处，未使用的管路开口应处于加帽密封和夹闭管夹的双保险状态	—
	观察患者反应，调整血流量	观察 2 ~5 分钟，无反应后再以正常速度运行
监测	严密观察血浆速度，防止空气进入	血浆速度 <20ml/min
	每 30 分钟观察血压、脉搏、呼吸情况，观察滤出液、静脉压、动脉压及跨膜压等变化，并详细记录	治疗中根据医嘱按规定时间给予 5% 葡萄糖溶液 +10% 葡萄糖酸钙

续　表

操作步骤		要点说明
治疗结束	达到治疗量后回血	密闭式回血同血液透析，血流量应小于 50ml/min
	清除治疗参数	按压 BM-14Priming5 秒即可清除参数
	整理用物，关闭电源	分离器及管路用后放入黄色垃圾桶内。机器清洁消毒
	记录	病情变化、血浆置换治疗参数和结果

七、双膜血浆置换操作常规

双膜血浆置换操作见表 5-4。

表 5-4　双膜血浆置换操作表

操作步骤		要点说明
操作前准备	着装整齐，洗手，戴口罩、手套	操作前要洗手
	物品准备：①消毒盒（2% 碘伏、75% 乙醇、消毒棉签）；②KPS-8800CE 血滤机、接线板；③膜型血浆分离器 1 个、膜型血浆成分分离器 1 个、血浆交换用血液回路 1 套、废液管；④生理盐水、白蛋白、林格液、肝素、穿刺针、注射器、止血钳、胶布、一次性手套、急救药品及器材、纸球、无菌纱布 2 块、无菌敷料	检查分离器及管路型号、有效期、外包装是否潮湿、有无破损
	核对患者、机器型号、血滤器及管路	向患者宣教穿刺配合要点
	接电源、打开电源开关、启动 KPS-8800CE	—
	选择治疗模式（DF 模式）并确认	—
	机器板面出现连接图形→提示安装管路血浆分离器→血浆成分分离器→动脉管路连接血浆分离器→连接膜型血浆成分分离器→连接补液、排液管→连接加热器→连接静脉回路	一定要按照机器板面提示操作
	管路安装完毕、确认→“开始”机器自检即压力检测	自检前检查各连接是否紧密，若漏气，自检将不通过，自检 2 次不过后重新开机
	自检通过后，机器提示冲洗管路	用生理盐水 1000ml + 40mg 肝素冲洗后闭路循环 30 分钟、预冲生理盐水 3000ml
	根据医嘱配置置换液	—

续 表

	操作步骤	要点说明
建立体外循环	血管通路准备：①静脉插管或内瘘；②根据医嘱静脉推注首剂肝素	不追加肝素，把设置肝素值降至零位置，可选手动或自动模式
	设定治疗参数，报警参数，调整血流速度	接管前遵医嘱静脉推注地塞米松10mg
	连接患者，进入治疗模式	开始时血液速度宜慢，观察2～5分钟，无反应后，再以正常速度运行
	自我检查，依次查对体外循环管路系统各连接处和管路开口处，未使用的管路开口处应处于加帽密封和夹闭管夹的双保险状态	整个机器系统功能完好，放开应用
	观察患者反应，调整血流量，血泵100ml/min，二级泵25ml/min，三级泵5ml/min	遵医嘱给予生理盐水10～30滴静点，TMP波动于0～13kPa之间。TMP快速升高，超过5kPa，立即通知医师
监测	严密观察机器运转情况，防止空气进入	—
	每30分钟观察血压、脉搏、呼吸情况，观察渗出液、动脉压、静脉压、跨膜压及一、二级膜压变化，并详细记录	—
治疗结束	达到治疗量后，进入回输程序	按照机器指令进行回输
	整理用物，关闭电源	分离器及管路用后放入黄色垃圾袋内，放入医用垃圾桶内。机器清洁消毒
	记录	患者的病情变化，治疗参数、治疗过程及结果

八、血脂吸附热循环式操作常规

血脂吸附热循环式操作见表 5-5。

表 5-5　血脂吸附热循环式操作表

	操作步骤	要点说明
操作前准备	着装整齐，洗手，戴口罩、手套	操作前要洗手
	物品准备：①消毒盒（2% 碘伏、75% 乙醇）；②KPS-8800CE 血滤机、接线板；③膜型血浆分离器 1 个、膜型血浆成分分离器 1 个、血浆交换用血液回路 1 套、废液管；④生理盐水、输液器、肝素、穿刺针、注射器、止血钳（无锯齿）、胶布、一次性手套、抢救药品及物品、纸球、无菌纱布 2 块、无菌敷料	检查分离器及管路型号、有效期、外包装是否潮湿、有无破损
	核对患者、机器、血滤器及管路	向患者宣教，穿刺配合要点
	连接电源、打开电源开关、启动 KPS-8800CE	—
	选择模式（DF 模式）并确认	—
	机器板面出现连接图形→提示安装管路血浆分离器→血浆成分分离器→动脉管路连接血浆分离器→连接膜型血浆成分分离器管路→连接补液、排液管→连接加热器→连接静脉回路	一定要按照机器板面提示操作
	管路安装完毕、确认→“开始”机器自检，即压力检测	自检前检查各连接是否紧密，若漏气，自检将不能通过，自检 2 次不过后重新开机
	自检通过后，机器提示冲洗管路	用生理盐水 3000ml + 80mg 肝素冲洗后闭路循环 30 分钟
建立体外循环	血管通路准备：①静脉插管或内瘘；②根据医嘱静脉推注首剂肝素	同床边血滤
	设定治疗参数，报警参数，调整血流速度	设置板面 PA33kPa，PV27 ~ 8kPa，Pp < 40kPa，温度 40℃，置换液升数：XX
	连接患者，进入治疗模式	—
	自我查对，依次查对体外循环管路系统各连接处和管路开口处，未使用的管路开口处应处于加帽密封和夹闭管夹的双保险状态	—
	观察患者反应，调整血流量，血泵 60 ~ 100ml/min，血浆泵为血泵的 20%~ 25%，血浆成分分离泵是血浆泵的 10%~ 15%	—

续 表

	操作步骤	要点说明
监测	严密观察机器运转情况	—
	每30分钟观察血压、脉搏、呼吸情况，观察渗出液、动脉压、静脉压、跨膜压及一、二级膜压变化，并详细记录	TMP快速升高，超过5kPa，应立即通知医师遵医嘱给予生理盐水100～200ml冲洗，TMP波动于0～13kPa之间
治疗结束	达到治疗量后回输	按确认键，机器自动进入回输程序，按机器提示进行回输
	整理用物，关闭电源	分离器及管路用后放入黄色垃圾袋内，放入医用垃圾桶内。机器清洁消毒
	记录	患者的病情变化，治疗参数、治疗过程及结果

九、动脉－静脉内瘘穿刺操作常规

动脉－静脉内瘘穿刺操作见表5-6。

表5-6 动脉－静脉内瘘穿刺操作表

	操作步骤	要点说明
操作前准备	着装整齐，洗手，戴口罩、手套	操作前要洗手
	物品：穿刺针、无菌治疗巾、碘伏、棉签、止血带、一次性手套、肝素、注射器、纸球、无菌敷贴、胶布、听诊器（必要时）	—
	核对病志、姓名、机器型号	向患者宣教穿刺配合要点
穿刺操作	洗手，戴口罩、手套	再次洗手，戴手套
	评估内瘘功能：触摸震颤或听诊内瘘杂音，观察内瘘血管走向和深浅，血管弹性，穿刺部位有无发红、淤青、皮疹、感染等	摆好患者舒适体位
	确定穿刺部位：清毒动脉端皮肤，穿刺动脉，动脉穿刺点距吻合口至少3cm以上，针尖朝吻合口方向穿刺，检查血，固定针翼，穿刺点处用无菌敷贴覆盖。同法穿刺静脉端，静脉穿刺点距动脉穿刺点间隔至少10cm以上，针尖向心方向穿刺	①以穿刺点为中心，消毒面积大于6cm，0.75%碘伏消毒两次；②动脉、静脉穿刺避免在同一血管上，以减少血液再循环，提高透析质量；③穿刺部位切忌定点穿刺。防止穿刺部位皮肤变薄、松弛、透析时针孔渗血；④对于新内瘘的第一次穿刺，动脉穿刺点应远离吻合口，力争一次穿刺成功，防止血肿发生。针翼固定法：a. 1条胶布横向固定针翼；b. 2条胶布交叉固定针翼

续　表

操作步骤		要点说明
操作完毕	询问患者有无出血及创伤，遵医嘱由静脉端推注抗凝剂	—
	向患者宣教注意事项	管路通畅，勿折，固定可靠，防脱落
	准备透析	止血带的使用由患者的血管条件决定，注意不要扎在内瘘处，应距内瘘 10cm 以上，勿过紧、勿时间过长
	用物整理	包括患者床单位整理
	记录	洗手后，记录

十、静脉留置导管操作常规

静脉留置导管操作见表 5-7。

表 5-7　静脉留置导管操作表

操作步骤		要点说明
透析前	导管固定是否可靠，局部有无渗血、渗液、红肿	—
	取下导管处敷料→戴手套→铺无菌治疗巾→消毒导管口、夹子→取下肝素帽→再次消毒→连接无菌注射器→打开夹子→抽出导管内封管肝素、血凝块	先检查导管夹子处于夹闭状态再取下导管肝素帽
	静脉端注入抗凝剂	根据医嘱
	整理用物	—
透析中	留置导管与透析管路接管处用无菌敷料覆盖	—
	固定可靠	—
	观察有无渗血，静脉压变化	—
	血流量不足出现抽空时：①将导管反转 180°或将导管稍稍滑动（1～3cm），可变更导管前端部的位置或防止侧孔粘连现象；②交换导管 A 侧和 V 侧的回路，透析效率可下降，一般 10% 以内；③若抽吸不畅，切勿强行向导管内推注液体，以免血凝块脱落，引起血栓	—

续　表

操作步骤		要点说明
透析后	血管通路先用生理盐水彻底将血液回净后，再行肝素封管	—
	根据管腔的容量注入相应导管容量的肝素（肝素浓度视患者的凝血功能而定），更换新的肝素帽并拧紧	注入肝素的同时夹闭夹子，防止血栓形成，注意导管口尽量不要敞开，肝素帽每次透析时需更换
	导管口用无菌敷料包裹并妥善固定	留置导管者每日测量体温，怀疑感染时及时就诊
拔管	备齐物品，配合医师	—
	消毒局部皮肤，用无菌纱布按压，拔管后指压20～30分钟，观察局部有无出血	—
	拔管时禁取坐位	防止静脉内压力低而产生气栓
	股静脉拔管后4小时不能活动	—
	拔管当天不能沐浴，以防感染	留置导管期间做好个人卫生，保持局部干燥，以防感染。睡眠时应尽量不要挤压导管。活动时应注意导管的固定，避免导管移位或牵出体外。留置导管不作他用，如抽血、输液

第六章　血液净化室（中心）透析患者的管理

一、透析病历

1. 血液净化中心（室）要建立血液透析患者的登记及病历管理制度。有条件的透析单位可以建立电子病历。

2. 透析病历要包括慢性肾衰竭血液净化（首次）病历、知情同意书、血液净化治疗记录单、透析充分性评估记录单、病情变化记录（病程录）、化验检查报告、长期及临时用药情况（医嘱单）。各中心可根据各自的情况制定包括以上内容的各种治疗表格。没有特殊情况者要至少每月记一次病程记录，每6个月书写1次阶段小结，病情变化应随时记录。

3. 血液净化中心（室）要保存和管理好透析患者的病历，透析病历保存至患者离开后的至少5年，建立患者资料登记，以便能够更好地评估透析质量，完善管理。

二、透析记录单

透析记录单用于记录患者每次透析的医嘱和接受透析全过程的医疗、护理、机器运转、各种监测记录。要求医师及护士认真填写每项记录，填写者要签全名。慢性肾衰竭血液净化表格式病历、透析记录单的格式见表6-1、表6-2、表6-3。

表6-1　慢性肾衰竭血液净化（首次）病历

住院号	病区	床号
姓名：	职业：	联系电话：
性别：	工作单位：	
年龄：	家庭住址：	
婚姻：	家属姓名（注明与患者关系）：	
首次透析日期：	透析例号：	
透析前：GFR 或 Ccr　　ml/min		干体重　　kg
病史：		
1. 基础疾病：		

慢性肾脏疾病（慢性肾炎：无 有 病理类型： ） 慢性肾盂肾炎：无 有

多囊肾：无 有 狼疮肾：无 有 高血压肾动脉硬化：无 有

糖尿病肾病：无 有 痛风肾：无 有 其他： 年

2. CRF： 年 月

3. 诱因：无 有（感染 脱水 创伤 手术 伤肾药 其他 ）

4. 尿毒症症状及持续时间：

消化系统：口臭：无 有 口苦：无 有 纳差：无 有 呕吐：无 有
腹泻：无 有 呃逆：无 有 其他：

血液系统：鼻出血：无 有 牙龈出血：无 有 呕血：无 有 黑便：无 有
皮肤淤斑：无 有 血尿：无 有 脑出血：无 有 眼底出血：无 有

神经系统：头痛：无 有 失眠：无 有 嗜睡：无 有 淡漠：无 有
兴奋：无 有 烦躁：无 有 昏迷：无 有 抽搐：无 有
偏瘫：无 有 失语：无 有 尿潴留：无 有 手抖：无 有
手麻：无 有 痴呆：无 有 其他：

心血管系统：高血压 mmHg 对降压药反应：

病程：

心衰发作史(气促：无 有 端坐：无 有 咳嗽：无 有 咯血：无 有)
次数： 时间：

心前区疼痛：无 有 胸闷：无 有 心悸：无 有 其他：

眼底、硬压： 无 有

骨痛部位：骨痛：无 有 部位： 时间：

关节痛：无 有 部位： 时间：

皮肤瘙痒：无 有 部位： 时间：

其他病史、家族史等：

尿量： ml/24h 夜尿： 次/夜

本透析开始前治疗经过：

药物：降压药：

利尿剂：

其 他：

透析方案：开始及持续时间 GID PD 其他

体格检查

T ℃ P 次/分 R 次/分 BP / mmHg 体重 kg

神志：清楚 嗜睡 模糊 谵妄 昏迷 贫血貌：轻 中 重

皮肤出血：无 有（部位 ） 黄疸：无 有（巩膜 全身）

口臭：无 有 颈静脉怒张：无 有 甲状腺： 甲状旁腺：

视力：正常 模糊 光感 失明（左 右 双眼） 胸廓：

水肿：眼睑 腹壁 会阴部 下肢 腰骶部

心脏：心尖搏动部位 左锁骨中线 内 外 cm 心浊音界距左锁骨中线 内 外 cm

心率 次/分 心律 齐 不齐（性质 ）

心包摩擦音 无 有 杂音 无 有（部位 ）

肺：呼吸音：正常 增强 减弱 部位（左 右 双肺）

啰音：干 湿 部位（左 右 双肺）

腹部：平坦 膨隆 凹陷 肝肋下 cm 剑突下 cm 质地 Ⅰ Ⅱ Ⅲ
脾肋下 cm 腹水：无 有 腹围 cm 肾触诊

骨关节：压痛 无 有（部位 ） 叩痛 无 有（部位 ） 红肿 无 有（部位 ）

活动 正常 受限（部位 ）

神经系统：反射（对光反射 睫毛反射 肱二头肌反射 ）

肌张力 手抖 颈抵抗

克氏征 巴宾斯基征 四肢活动

目前血管通路：无 有

血管瘘：方式（内 移植 ） 手术时间 手术者

内瘘成熟情况

导入透析前实验室检查

血常规：日期 Hb RBC WBC PT

尿常规：日期 尿 Pro RBC WBC 比重

便潜血：日期： 阴 阳

血液：日期 APTT PT TT

肾功能：日期 Ccr BUN Cr UA 血 β_2-MG

尿 β_2-MG K Na Cl Ca P

AKP CO_2CP

血气分析：时间 pH PCO_2 PO_2 BE BEB SBC HCO_3^- Osm
O_2Sat

肝功能：时间 ALT ALB A/G Chol TG

输血前八项：时间 乙肝两对半 丙肝抗体

梅毒抗体 HIV 抗体

心电图：日期　　结果

超声心动图结果（含心功能）：日期　　结果

X线胸片：日期　　片号　　心胸比　　%

其他

诊断：功　能

病　因

合并症

医师签名：

上级审签：

表6-2　急性肾衰竭血液净化（首次）病历（选用）

病区	床号	住院号
姓名：	职业：	联系电话：
性别：	工作单位：	
年龄：	家庭住址：	
婚姻：	家属姓名（注明与患者关系）：	
首次透析日期：	透析例号：	

病史：

1. 急性肾衰、病因、病程：

内科源性：流行性出血热　胃肠炎　急性肾炎　系统性红斑狼疮　紫癜肾　败血症　肾中毒（庆大、利福平、卡那霉素、毒草、蛇毒、青鱼胆、造影剂）　其他

外科源性：创伤　挤压伤　烧伤　肾后性（结石、肿瘤、前列腺肥大）　手术后（胆囊切除、息肉、坏死性胰腺炎、脑损伤）败血症　其他

产科源性：产后出血　流产　产后感染　产后肾衰　其他

病程：　　其他：

2. 无尿　天　　少尿　天　　多尿　天　　透前尿量　ml/24h

3. 尿毒症症状及持续时间：

消化系统：呃逆　呕吐　腹泻　黄疸　呕血　黑便　ml

其他　　病程

血液系统：出血（鼻　牙龈　皮肤　呕血　便血　血尿　颅内　眼底）

其他部位　病程　贫血　病程　其他

心血管系统：高血压　mmHg（气促　胸闷　心悸　端坐）　黑蒙史

阿－斯发作心前区疼痛　咯血次数　持续时间　其他

呼吸系统：呼吸气促　深大　咳嗽　咳痰　咯血

气管切开　机械呼吸

神经系统：四肢麻木　头痛　嗜睡　淡漠　兴奋　烦躁　抽搐　昏迷

其他　病程

水中毒：水肿（下肢　全身　球结膜　胸水　肺水肿）

4．多器官功能衰竭（MOF）：心衰　呼衰　肝衰　血液　消化

5．治疗经过：

6．其他：

体　格　检　查

T　P　R　BP　（mmHg）　体重　（kg）

神志　贫血貌　口臭　皮肤出血　黄疸　部位　程度

颈静脉　甲状腺　视力　胸廓

心脏：心尖搏动　心界　左锁骨中线　cm

心率　心律　心包摩擦音　杂音

肺：啰音部位　干　湿　呼吸音

腹部：膨隆、平坦、凹陷　肝肋下　cm　剑突下　cm　质地　脾肋下　cm
腹水　肾触诊

水肿：眼睑　球结膜　腹壁会阴部　下肢　腰骶部

全身　骨关节　阳性部位　活动　压痛

神经系统：反射　对光　睫毛　肱二头肌　肌张力　手抖

颈强直　克氏征　巴宾斯基征　四肢活动

其他

透析前化验检查

血：Hb　RBC　WBC　PLT　出凝血时间

尿：Pro　RBC　WBC　比重　尿渗透压

凝血功能：APTT　PT　TT　ACT

肾功能：Ccr	BUN	Cr	CO_2CP	
K	Na	Cl	Ca	P
肝功能：ALT	ALB	A/G		
血气分析：pH	PaO_2	PCO_2	HCO_3^-	BE
输血前八项：两对半	HCV	梅毒	HIV	
心电图				
超声心动图				
X 线胸片（号）				
其他				
		诊断：功 能		
		病 因		
		合并症		
		医师签名：		
		年 月 日		
		上级审签：		
		年 月 日		

表 6-3 血液净化治疗记录单

姓名　　性别（男、女）　年龄　岁　　年　月　日

病历号　　透析时长　（月）天

□门诊 □急诊 □住院（床号 ，住院号 ） □其他 透析床号

体重：理想 kg 透前 kg 预超滤 kg 透后 kg 实超滤 kg

透析方式：□HD □HDF □KFD 其他 透析机器

透析器：型号 □一次性 □复用 第 次使用

血管通路：□内瘘 □导管（长期、临时） □临时穿刺 执行护士：

肝素：□普通肝素 □低分子肝素 □其他 首剂 追加 □无肝素

透析液 Ca^{2+}（mmol/L）：□1.50 □其他

透析液 K^+（mmol/L）：□2.0 □其他

碱基：□碳酸氢盐 □其他

透析液流量：□500ml/min □其他

时间	BP	HR	BF	UFR	V	C	T	病情与处理

BP：mmHg　　HR：次/分　　BF（血流量）：ml/min　　UFR：ml/min

V（静脉压）（mmHg）　　C（电导度）（ms/cm）　　T（透析液温度）（℃）

透析处理与建议：

医师签名：

护士签名：

三、首次透析患者管理

透析患者第一次进入血液净化中心（室），医师要详细询问病史及进行体格检查，做出疾病以及并发症的诊断，书写首次透析病历。新患者首次血液透析前要建立血管通路（动静脉内瘘、中心静脉留置导管等），对于慢性肾衰竭拟行维持性血液透析的患者要检查乙型肝炎、丙型肝炎、人类免疫缺陷病毒（HIV）等病毒标志及梅毒等病原学指标。患者在透析过程中出现病情变化以及特殊的治疗要及时认真做好记录，血液透析结束后，测定血液透析后体重，并且作好相关记录。指导患者的饮食、日常生活及自我管理，告知患者或者家属注意事项，通知下次透析时间，完成其他的治疗。

四、患者血管通路的建立及自我保护

1. 维持性血液透析患者血管通路的建立时机

（1）在拟行维持性血液透析治疗的患者，当 GFR < 20ml/min、Scr > 442μmol/L 时，可以考虑建立自体动静脉（动脉 - 静脉）内瘘。

（2）新建立的自体动脉 - 静脉内瘘首次使用时间应在术后 1 个月。

（3）不能够行自体动脉 - 静脉内瘘、拟采用移植物的患者建立动脉 - 静脉内瘘应在开始血液透析前 3 ~ 6 周置入。

2. 急诊血液透析血管通路——临时性中心静脉留置导管

（1）急诊血液透析血管通路通常不主张采用外瘘管或者直接穿刺动静脉。

（2）少于4周的血液透析可以使用无袖套或者有袖套、双腔、经皮肤插入的导管。

（3）插管后可立即使用，所以仅在决定血液透析后再行插管。

（4）若患者全身情况允许，可以在床边实施手术，留置部位可以根据医院习惯以及医师经验决定。

（5）在颈内静脉或者锁骨下静脉插管后，必要时应进行X线检查，以确定导管的位置在上腔静脉或者腔静脉和右心房连接水平，同时早期发现可能出现的气胸或者血胸。

（6）若有条件，推荐在超声引导下置管手术，以减少插管并发症。

（7）建议留置不带袖套的临时导管保留时间应控制在1个月左右。

（8）功能不良的无袖套导管可以使用尿激酶溶栓治疗或者拔出。

3．长期血管通路

（1）对于需要进行慢性血液透析的患者，其动脉－静脉内瘘的建立部位顺序为：①腕部（桡动脉－头静脉）初始的动脉－静脉内瘘；②肘部（肱动脉－头静脉）初始的动脉－静脉内瘘。

（2）若无法建立上述血管通路，可以使用：①人工合成材料移植物动脉－静脉内瘘成形术；②尺动脉－贵要静脉或者肱动脉—贵要静脉内瘘成形术。

（3）通常不主张随意使用建立隧道、带袖套的中心静脉导管来作为长期血管通路。带袖套、建立隧道的双腔中心静脉导管留置的适应证：

1）永久性内瘘尚处于成熟期而急需血液透析的患者。

2）对于一小部分生命期有限的尿毒症患者。

3）肾移植前过渡的患者。

4）不能建立内瘘的患者。

5）低血压而不能维持瘘管血流量的患者。

6）患有严重的动脉血管病的患者。

7）心力衰竭不能耐受动脉－静脉内瘘手术的患者。

（4）右侧颈内静脉是建立隧道、带袖套的双腔中心静脉留置导管的首选放置部位，插管可直接到达腔静脉和右心房连接水平，但是可能会引起肢体静脉回流障碍；其他可以选择的部位包括右侧颈外静脉、左侧颈内及颈外静脉、锁骨下静脉等。

4．血管通路的自我保护　良好通畅的血管通路是确保正常血透治疗的先决条件。动脉－静脉内瘘自然闭塞率很高，一般为5%～10%，平均使用寿命大约是3年，使用1年者占60%～65%，使用2年者占50%～60%，每位透析患者的内瘘使用寿命差异性很大，主要取决于自身的血管条件，但是自我保护也是非常重要。

（1）血管通路的注意事项

1）教会患者自我判断动脉－静脉内瘘通畅的标志：内瘘通畅者用手触摸内瘘部位时可以感到震颤，用耳会时刻听到“呼呼”的血管杂音。若震颤、杂音消失，瘘管处有触痛或者胀痛须立即通知医护人员，予以必要的处置。一定要告知患者动脉－静脉内瘘检查每日进行3～4次，才可及时发现问题。

2）睡眠时不应压迫瘘侧肢体，或者将瘘侧肢体枕于脑后，长时间压迫可以使内瘘闭塞。

3）透析结束后，压迫止血时（无菌棉球压迫10分钟，最长不超过2小时）用力应适中（指法要正确，用拇指中指分别放在纸球的两端，示指放在正上方，同时用力），若压力过大，压迫时间过长则会造成内瘘闭塞。

4）勿抓挠，或者碰伤内瘘，外伤可能引起出血及感染（夏季注意防蚊虫叮咬）。

5）透析过程中脱水一定要适当，过多脱水，出现低血压状态，极易引起内瘘闭塞。此外，其他原因引起的休克导致内瘘闭塞也很常见。因此，危重患者应住院治疗，抢救时应注意内瘘的情况。

6）内瘘侧肢体不应测血压，负重，以防血流中断引起闭塞。

7）老年人、糖尿病患者，多伴有血管硬化，极易发生内瘘闭塞。所以老年人对血管通路保护尤为重要。

8）全身的营养状况对于保持内瘘通畅也很重要，营养状态差，消瘦明显者易发生内瘘闭塞。

9）保持内瘘侧手臂清洁、干燥，透析结束后当日穿刺部位避免接触到水，并用无菌敷料覆盖4小时以上，以免感染。如穿刺发生血肿可以压迫止血，并用冰袋冷敷，24小时后热敷，可涂抹喜辽妥消肿，除了透析日之外，可每日2次每次15分钟喜辽妥软膏涂抹。

10）为了避免内瘘侧手臂外伤，最好常佩戴护腕，以防引起大出血，护腕松紧要适度，不可过紧压迫内瘘，导致闭塞。有动脉瘤的患者，要采用弹性绷带加以保护，以免继续扩张以及意外破裂。

（2）留置导管患者的注意事项

1）保持导管局部及敷料的清洁、干燥，防止潮湿、污染。

2）保持管道的通畅。颈内静脉插管的患者睡眠时头尽可能不要侧向插管侧，同时防止剧烈活动，股静脉插管的患者要避免长时间站立或者坐位，以防管内血栓形成。

3）若发现插管处缝线断裂、插管局部渗血、肿胀、疼痛、敷料脱落、污染等异常情况，要及时通知医师予以处理。

4）颈内静脉插管的患者，应保护好插管部位，并且注意个人卫生。

5）颈内长期留置导管的患者尽可能穿开襟上衣，以防牵拉导管，可用丝巾局部固定、美化。

（3）临时穿刺患者的注意事项

1）股静脉穿刺：透析过程中患者要保持固定体位，若感到穿刺部位胀痛，应及时告诉护士。透析结束后，护士需用无菌纱布按压穿刺部位，并且以胶布固定，观察30分钟有无出血、血肿形成。无菌纱布要在透析结束3小时后方可取下，取下无菌纱布后，须注意观察穿刺局部有无出血、皮下渗血等情况的发生，有异常，及时联系有关医师处理。

2）足背动脉、桡动脉穿刺：注意事项同上。

五、患者的抗凝处理

1．血液透析的抗凝监测指标

（1）实验室监测：常用指标包括（要采自透析器动脉端血）部分凝血活酶时间（WBPTT）、活化凝血时间（简称ACT）及试管法凝血时间（简称LWCT）。建议有条件的单位可开展ACT法。

血液透析的凝血时间目标值要控制在合适范围，（表6-4）。

表6-4 血液透析的抗凝监测指标目标值

监测指标	基础值（s）	常规肝素法（s）		边缘肝素法（s）	
		血透进行中	血透结束中	血透结束时	血透进行中
WBPTT	60～85	+80% （120～140）	+40% （80～105）	+40% （80～105）	+40% （80～105）
ACT	120～150	+80% （200～250）	+40% （170～190）	+40% （170～190）	+40% （170～190）

（2）临床监测：临床上主要通过了解患者既往的肝素用量，动态观察透析过程中静脉压以及透析器和透析管路有无凝血块等方法检测血液透析时的抗凝情况。

2．血液透析的常用抗凝方法

（1）普通肝素抗凝法：凝血时间目标值，即血液透析过程中，维持WB-PTT或者ACT在基础值的180%；血液透析结束时，建议上述指标降至正常140%，以免血液透析结束后穿刺部位出血。

（2）肝素给药方法：肝素治疗法分为肝素持续性给药、肝素间歇给药及低分子肝素给药法。

1）持续给药法：首次剂量一般给2000U；维持剂量约为1200U/h，血路动脉端持续以肝素泵入；必要时应监测凝血指标，以维持相应的目标值；血液透析结束前0.5～1小时应停止输入肝素。

2）间歇给药法：首次剂量为4000U；维持剂量，每小时监测凝血指标，如WBPTT或者ACT低于基础值的150%，则追加剂量1000～2000U，30分钟后复查凝血时间；血液透析结束前1小时应停止输入肝素。

3）低分子肝素法：将低分子肝素从静脉端一次性注入，根据病情调节剂量。

3．其他抗凝法　若患者有出血倾向，可以使用边缘肝素化、局部体外肝素化及无肝素透析等方法。

六、患者干体重的评估

干体重一般是指透析结束后患者将要但是还没有发生低血压综合征的体重，有两种含义：一是每次透析时超出正常的细胞外液量的纠正；二是若再进行额外超滤则会出现低血压。准确地测定患者的干体重是评价透析效果的重要指标。

1．临床评估方法　通常干体重是依据患者的症状、体检及辅助检查共同设定的粗略数值，包括患者无不适主诉、血压正常、无水肿以及体腔积液（胸腔积液、腹腔积液、心包积液）、无肺淤血、X线胸片心胸比＜55%时的体重。最基本的方法是临床物理检查诊断。

2．有条件的单位可以采用　测定生物化学标志物（心钠素以及其第二信使环磷酸鸟苷）、测量下腔静脉直径、生物电导度、在线血容量监测、放置肺动脉导管评估血流动力学等来评价是否达到了干体重。

干体重是变量，随着病情以及营养状况等因素的变化而变化。若病情稳定，营养状况良好，则干体重会增加；但病情不稳定，伴发其他疾病，营养状况差，则干体重会下降。血液透析患者干体重的评价尚无金指标，临床物理检查对于干体重的判断准确性欠佳，新技术的应用有助于比较准确地设定干体重，但是新技术亦存在局限性，所以对干体重的判断需结合患者自身状况来综合考虑。最大程度减少相关并发症的发生，须定期监测干体重，至少每月1次。

七、透析疗效评估

1．血液透析充分性评估标准　血液透析充分性不仅强调单次透析的效果，还包括患者整体健康及生活质量，综合评估包括10项指标：

（1）患者自我感觉良好。

（2）患者透析后体重达到了干体重。

（3）血压得到了良好控制，透析前血压控制在140/90mmHg左右。

（4）水潴留小于体重的3%，没有显著的液体超负荷的体征。

（5）酸中毒、高血钾或者高磷血症轻微。

（6）血清白蛋白>35g/L、胆固醇>4.66mmol/L（180mg/dl）、转铁蛋白>180μg/L。

（7）血红蛋白维持在110～120g/L、HCT 30%～36%。

（8）肾性骨病轻微：iPTH 150～300pg/ml，钙2.10～2.54mmol/L（8.4～10.2mg/dl），磷1.13～1.78mmol/L（4.5～5.5mg/dl），Ca×P≈55～60（mg/dl）^{2}。

（9）周围神经传导速度及脑电图正常。

（10）原则上每周透析3次，每次不少于4小时，每次Kt/V>1.2，每次透析尿素下降率（URR）>65%，标准化蛋白分解率（nPCR）达1.0g/(kg·d)。

2. 血液透析充分性评估方法

（1）临床评估：患者在每次接受血液透析治疗前，医师要询问患者症状，了解饮食情况，测量血压以及称量体重，并且根据临床需要，进行适当处理。

（2）通过测定尿素氮评估血液透析充分性。

URR计算公式：

$$URR = 100 \times (1 - Ct/Co)$$

公式中Co是透析前尿素浓度，Ct是透析后尿素浓度。

Kt/V计算公式为：

$$Kt/V = -\mathrm{In}(R - 0.008 \times t) + (4 - 3.5 \times R) \times UF/W$$

公式中ln是自然对数，R是透析后BUN/透析前BUN值，t是透析治疗时间（h），UF是超滤量（L），W是透析后体重（kg）。

为了准确测定血液透析充分性的指标，采集血标本方法一定要正确。要在同一次血液透析前后采集血标本，实验室也要在同一批检测BUN浓度。透析前血标本要在进针后立即从瘘管采集，针不应预冲，如瘘管针预冲或者通过留置导管透析，先抽出10ml血液，再采集血标本，以免受生理盐水和肝素影响。透析结束时，应将超滤率设置为零，血流量先减至50～100ml/min，再停泵10秒以后，从动脉端管路采血3ml，以防过高估计透析的充分性。

3. 血液透析的生化监测及透析效能测定　透析前血标本要从穿刺处取

得，注意避免肝素稀释标本。透析后的血标本通常从血路动脉端取，取样时一定要排去针头与管路死腔中的血液。

监测指标及频率：

（1）根据患者情况每3个月测定血尿素氮、肌酐，用于透析充分性评估。

（2）每1～3个月测定血常规。

（3）每3～6个月应测定PTH、血钙、血磷、电解质1次，出现特殊情况应随时测定。

（4）每6个月测定肝炎标志物（乙肝、丙肝）、梅毒病毒、艾滋病病毒、肝功能、铁蛋白、C-反应蛋白1次，有条件者应做常规X线胸片、心电图及心脏彩色多普勒。

八、透析间期患者血管通路的护理管理

1．动脉－静脉内瘘的保护　动脉－静脉内瘘是透析患者的生命线，保护好它是极其重要的，医护人员须告知患者平时注意对内瘘的保护，多做握拳、抬高肢体等运动，促进血液循环，并且应注意瘘区的杂音和震颤的强弱。

（1）一般在动脉－静脉内瘘手术后的第二天，如伤口情况稳定，就可开始进行握球运动，以增加瘘管血流，帮助瘘管的充盈，且握球运动需要在平时生活中持续进行，正确的握球运动步骤是：

1）手臂伸直自然放平，手捏软式网球，然后用力捏球持续约5秒后手放松，再捏球、再放松，动作交替数次。

2）在交替捏球动作五六次后，手臂持续用力再将球捏紧数秒，使血管扩张。用力并且缓慢地将前臂持续数秒后手掌放松，手臂自然下垂，在重复以上动作持续15秒。

3）如果有血流不足或者血管未达到动脉化时，可以在手臂血管上方扎止血带（注意：扎止血带后，仍需要感受到血流震颤，切勿完全阻断血流），60～90秒后再用力握球，以促进静脉动脉化。

4）每日应至少实施握球运动3～4次，每次要持续15分钟。

（2）预防瘘管感染：当瘘管表面皮肤有微小伤口时，平日又没能保持清洁，皮肤表面的细菌会在穿刺时进入伤口，导致感染，轻者瘘管失去功能，重者造成败血症，严重时甚至会危及生命。平时要注意的事项包括：

1）保持良好的个人卫生习惯，每次透析前使用肥皂清洗手臂，用干净布擦干，注意保持伤口干燥。

2）瘘管周围出现红、肿、热、痛，可能是感染征兆，切勿任意涂抹药物，须立即就医。

3）维护皮肤完整，避免抓伤，有破损时应使用安尔碘擦拭，并且保持伤口干燥。

4）透析后要保持穿刺部位干燥，加压止血，经12～24小时后再取掉覆盖纱布。

5）若因穿刺造成血肿，当天使用冷敷防止出血，如果无继续出血，24小时后改用热敷。

6）使用内瘘后可常规使用喜辽妥（能软化血管和皮肤、促进渗血吸收），每日2次涂于穿刺处周围、血管上方、血肿处以及瘢痕处，配合热敷效果更佳。

（3）避免内瘘栓塞：引起瘘管栓塞的原因很多，包括外力压迫血管、其他原因导致的机体脱水、低血压、透析时脱水过多、穿刺部位形成小血栓等。平时避免瘘管栓塞的方法：

1）每天自我检查瘘管血流量，触摸有无震颤。

2）控制体重及血压，防止透析过程中发生低血压导致血流不足影响瘘管功能。

3）严禁在内瘘侧肢体测量血压、输液，避免提重物及压迫肢体。

4）避免抽烟，因尼古丁会引起的血管收缩，影响瘘管功能。

5）注意瘘侧肢体保暖。

（4）防止瘘管出血

1）避免使用瘘侧肢体提重物或者发生瘘侧肢体碰撞。

2）透析后加压止血不应少于10～15分钟。

3）透析过程中，瘘侧的手臂不可以弯曲或者移动，以防牵扯管路，造成出血。

4）透析过程中需要坐起或者站立时，须请工作人员协助调整好管路。

5）日常生活中须注意有无出血先兆，例如，牙龈出血、排黑便、皮肤淤青等，须告知医师，作为调整透析时抗凝剂使用量的参考。

2. 临时性中心静脉留置导管护理

（1）临时血管通路的护理

1）观察病情：注意观察留置导管处有无渗血、血肿，有无发热、感染、气胸等现象，检查导管固定是否牢固。

2）预防感染：肾衰竭患者机体抵抗力低下，尤其是在留置导管后，穿刺部位易发生感染，因此，透析操作时必须严格执行无菌操作：颈内静脉或者下肢静脉穿刺导管处换药需隔日1次，通常用安尔碘由里向外划圈消毒，直径大于5cm，清除局部的血垢及胶布痕迹，再覆盖透气性较好的无菌伤口敷料，并且沿导管走行将导管固定好，以防伤口感染和导管脱落；股静脉穿刺者患侧下肢弯曲不得超过90°，不应过多起床活动，注意保持会阴部的清洁，会阴护理每日 2 次；留置导管期间应养成良好的个人卫生习惯，保持穿刺伤口周围皮肤清洁、干燥，防止周围皮肤感染。若局部出现红、肿、热、痛须立即就诊，以免感染扩散。

3）预防堵管与脱管：严格执行医嘱，每日用肝素盐水封管 1 次，封管液量可以根据留置导管的管径而定；活动和睡眠时防止压迫导管，以免血栓形成和血管壁损伤；穿脱衣服时应特别注意保护留置导管，以防脱管。

（2）并发症的处理

1）疼痛：为最常见的并发症。局部感染时，穿刺处皮肤出现红、肿、热、痛，并且有脓性分泌物，需每日更换敷料，同时口服抗生素；若出现畏寒、发热等全身症状，首先应考虑留置导管内细菌繁殖所引起的全身感染，须立即通知医师，予以拔管，并且将导管前端剪下送细菌培养，遵医嘱全身应用抗生素。

2）出血：表现为穿刺部位出血或者周围血肿形成。一旦发现，立即通知医师，并且予以局部压迫止血，必要时拔管止血。

3）血栓形成：留置导管因使用时间过长，导管受压、扭曲，肝素用量不足，患者为高凝状态，都可引起血栓。临床通常采用尿激酶溶栓法，即 5 万～15 万 U 尿激酶用生理盐水 3～5ml 分别注入留置导管的动脉、静脉腔内，且保留 15～20 分钟，回抽出被溶解的纤维蛋白或者血凝块，如果一次无效，可以重复进行。

3．永久性中心静脉插管的护理与临时性中心静脉插管法护理大致相同。

九、透析间期患者的饮食管理

透析患者的食谱要根据患者的情况、生活能力、水电解质及酸碱平衡的变化、肌酐和尿素的水平、血压是否正常及是否存在透析并发症而制定。

1．蛋白质　血液透析患者蛋白质的需要量是 1.0～1.5g/(kg·d)，如一位体重 50kg 的患者每日需要补充 50～75g 蛋白质。蛋白质的种类以富含人体必需氨基酸的动物蛋白为主，如鸡蛋、奶制品、鱼、家禽及瘦肉等。

2．热量　热量的来源主要是糖类和脂肪。通常透析患者至少需要 35kcal/(kg·d) 热量才能维持体重，防止分解自身的蛋白质及脂肪。主食（糖类）的摄入量是 5～8g/(kg·d)，脂肪的摄入量是 0.8～1.0g/(kg·d)，要以植物脂肪为主。如患者极度消瘦或者过度肥胖总热量要适当增减。

3．水、电解质的调节

（1）钠：建议饮食以清淡为宜，避免高盐饮食。食盐摄入量每日应在 3～5g。避免因盐摄入过多引起口干、口渴，使水摄入过多致水钠潴留。特别是有严重高血压或者水肿者每日须限制盐的摄入在 3g 左右，清淡饮食利于控制水的摄入。

（2）钾：血液透析患者通常无需补充外源性钾，并且应限制高钾食物，每日摄入量在2～3g为宜。对尿量少，血钾偏高的患者须严格限制钾的摄入。如有呕吐、腹泻等丢失钾的情况，须在检查血清钾水平之后确定补钾量。

（3）钙和磷：血液透析患者要限制磷的摄入。磷过高可引起甲状旁腺功能亢进及代谢性骨病等危险。若患者血磷已经升高，可以服用磷结合剂，如碳酸钙、氢氧化铝凝胶等。透析患者的血钙水平易随着酸碱变化而变化。通常低血钙比较常见，治疗主要以药物补充，因为胃肠道不易吸收，所以应长期间断补充。最好间断补充能够促进钙吸收的药物，如活性维生素D制剂。

（4）患者血液透析期间，微量元素锌以及铁降低，铜、铝、氟增高，应通过饮食加以调整，适当进食瘦肉、牛奶、鸡蛋、海产品以及含锌饮料。防止使用铜炊具，避免服用含铝的药物。

（5）水：每日的进水总量＝前日尿量＋500ml，菜汤、饮料等也应计算在内，运动量增加出汗较多时可以再增加200ml。不要食太咸及加有许多调味料的食物，因为过多摄取此类食品会口干，增加进水量进而导致体重增长过多。

总之，维持性血液透析患者的饮食原则是高蛋白、高热量、低钾、低磷饮食，但是在日常生活中不必太过拘谨。除在尿少时控制水的摄入之外，可以基本上按照常人进食，更多的要考虑用变化多端的食谱来刺激食欲，增加营养，强健体质。常用的食物成分见表6-5。

表6-5 常见食物成分表（每种食物按100g计算）

种类	水分（g）	热量（kcal）	蛋白质（g）	脂肪（g）	糖（g）	钙（mg）	磷（mg）	钾（mg）	钠（mg）
稻米（槽）	13.0	353	8.3	2.5	74.2	14	285	172	1.7
稻米	13.0	349	7.8	1.3	76.6	9	203	110	3.5
小米	11.6	358	9.0	3.1	75.1	41	229	284	4.3
糯米	12.6	348	7.3	1.0	78.3	26	113	137	1.5
紫红糯米	13.8	343	8.3	1.7	75.1	13	183	219	4.0
富强粉	13.0	350	9.4	1.4	75.0	25	162	127	1.3
标准粉	12.0	354	9.9	1.8	74.6	38	268	195	1.8
玉米面	12.1	341	8.1	3.3	75.2	22	196	249	2.3
绿豆	9.5	335	23.8	3.5	58.8	80	360	1290	2.1
红小豆	12.6	309	20.2	0.6	63.4	74	305	860	2.2
黄豆	10.2	359	35.0	16.0	34.2	191	465	1503	2.2

续　表

种类	水分 (g)	热量 (kcal)	蛋白质 (g)	脂肪 (g)	糖 (g)	钙 (mg)	磷 (mg)	钾 (mg)	钠 (mg)
面条	33.0	267	7.4	1.4	56.4	60	203	–	–
馒头（富强粉）	44.0	221	6.1	0.2	48.8	19	88	–	–
馒头（标准粉）	44.0	226	9.9	1.8	42.5	38	368	152	43.8
蛋糕（烤）	–	319	7.9	4.7	65.0	41	173	–	–
油条	21.8	386	6.9	17.6	51.0	6	77	227	585.2
豆腐（北）	85.0	72	7.4	3.5	2.7	277	57	163	9
小白菜	93.9	21	2.1	0.4	2.3	163	48	274	92
大白菜	94.6	17	1.5	0.1	3.2	50	31	–	57.5
雪里蕻	91.0	28	2.8	0.6	2.8	235	64	401	41.9
芹菜	94.2	14	0.8	0.1	3.9	48	50	154	73.8
油菜	92.9	23	1.8	0.5	3.8	108	39	210	55.8
生菜	95.7	15	1.4	0.4	2.1	70	31	100	80.0
香菜	90.5	31	1.8	0.4	6.2	101	49	272	48.5
菠菜	91.8	27	2.4	0.5	3.1	72	53	502	98.6
韭菜	91.8	26	2.4	0.4	4.6	42	38	247	8.1
茴香	91.2	24	2.5	0.4	4.2	154	23	149	186.3
莴笋	95.5	14	1.0	0.1	2.8	73	36	220	161.3
茭白	92.1	25	1.5	0.1	4.6	4	43	284	27.3
藕	80.5	70	1.9	0.2	16.4	39	58	243	44.2
山药	84.8	56	1.9	0.2	12.4	16	34	213	18.6
芋头	78.6	79	2.2	0.2	18.1	36	55	378	33.1
红薯	73.4	99	1.1	0.2	24.7	23	39	130	28.5
荷兰豆	91.9	27	2.5	0.3	4.9	51	19	116	8.8
豇豆	90.8	29	2.7	0.2	5.8	42	50	145	4.6
南瓜	97.8	6	0.3	–	1.3	11	9	69	11
冬瓜	96.5	11	0.4	–	2.4	19	12	136	7.5
黄瓜	96.9	11	0.6	0.2	1.6	19	29	234	14

续 表

种类	水分（g）	热量（kcal）	蛋白质（g）	脂肪（g）	糖（g）	钙（mg）	磷（mg）	钾（mg）	钠（mg）
西葫芦	94.9	18	0.8	0.2	3.8	15	17	92	5.0
丝瓜	94.3	20	1.0	0.2	4.2	14	29	115	2.6
苦瓜	93.4	19	1.0	0.1	4.9	14	35	256	2.5
茄子	93.2	23	2.3	0.1	3.1	22	31	214	1.2
胡萝卜	89.2	37	1.0	0.2	8.8	32	27	190	71.4
白萝卜	93.4	21	0.9	0.1	5.0	36	26	173	61.8
心里美萝卜	93.5	21	0.8	0.2	4.9	68	24	116	85.4
番茄	95.9	15	0.8	0.3	2.2	8	24	191	5.2
土豆	79.9	77	2.3	0.1	16.6	11	64	502	2.2
柿子椒	93.0	22	1.0	0.2	5.4	14	20	142	3.3
蒜苗	88.9	37	2.1	0.4	8.0	29	44	226	5.1
葱头	89.2	39	1.1	0.2	9.0	24	39	147	4.4
香菇	91.7	19	2.2	0.3	5.2	2	53	20	1.4
平菇	92.5	20	1.9	0.3	4.6	5	86	258	3.8
木耳	15.5	205	12.1	1.5	65.6	247	292	757	48.5
植物油	–	900	–	100	–	–	–	–	–
猪肉（肥瘦）	29.3	580	9.5	50.8	0.9	6	101	330	575
猪肉（肥）	6.0	830	2.2	90.8	0.9	1	26	162	19.0
牛肉（肥瘦）	68.6	172	20.1	10.2	2.0	7	170	378	84.2
羊肉	58.7	307	11.1	28.8	0.6	6	146	249	80.6
大黄鱼	81.1	78	17.6	2.5	0.8	33	135	227	59.0
黑鱼	84.0	64	13.0	0.7	1.4	14	150	150	117.0
河螃蟹	71.0	139	14.0	5.9	7.4	129	145	259	–
带鱼	73.3	127	17.7	4.9	3.1	28	191	280	150.1
海带	12.8	258	8.2	0.1	56.2	1177	216	1503	
牛乳（淡）	74.0	135	7.8	7.5	9.0	240	195	157	49.0
牛乳粉（全）	2.0	522	20.2	30.6	35.5	1030	883		–
豆浆	96.4	14	1.8	0.7	1.1	10	30	48	3.0
鸡肉	71.2	111	21.2	2.5	0.7	11	190	340	12.0

续　表

种类	水分 (g)	热量 (kcal)	蛋白质 (g)	脂肪 (g)	糖 (g)	钙 (mg)	磷 (mg)	钾 (mg)	钠 (mg)
鸡蛋	71.0	170	14.7	11.6	1.6	55	210	60	73.0
鸭蛋	70.3	180	12.6	13.0	3.1	62	226	135	106.0
松花蛋	68.4	171	14.2	10.7	4.5	63	165	152	542.7
西瓜	94.1	22	1.2	_	4.2	6	10	124	2.0
柑橘	85.4	56	0.9	0.1	12.8	56	15	199	1.4
苹果	84.6	56	0.4	0.5	18.0	11	9	110	1.4
梨	85.8	44	0.4	0.2	13.3	9	14	92	2.1
柿子	80.6	71	0.4	0.1	18.5	9	23	151	0.8
李子	90.0	39	0.5	0.2	8.8	17	20	176	0.7
草莓	90.7	32	1.0	0.6	5.7	32	41	135	1.0
葡萄	87.9	40	0.4	0.6	8.2	4	7	124	2.4
荔枝（鲜）	84.8	61	0.7	0.6	13.3	6	34	193	0.6
香蕉	77.1	88	1.2	0.6	19.5	9	21	472	0.6
菠萝	89.3	42	0.4	0.3	9.3	18	28	147	0.6

十、透析间期患者的用药管理

1．遵医嘱服药，切勿自行增减药量，避免使用不当，透析时备好降压等常用药品。

2．降血压药须按时服用，定时测量、记录各时间段的血压，透析过程中易出现低血压者，应在透析前停服或减量。理想血压范围：一般患者：90～140/60～90mmHg；糖尿病患者：90～125/60～75mmHg。

3．足量正规使用各种抗贫血药，如促红素、速力菲、叶酸、维生素 B_{12} 等（铁剂为造血原料，如速力菲，服用后可能会出现黑便，但黑而不亮，若粪便稀薄黑亮，色如柏油，次数增多，需警惕消化道出血）。

4．注射促红素后可能使血压升高，血液黏稠，需根据血压和血液检验结果及时调整剂量，注射部位需有计划轮换，如上臂、腹部、股外侧等，以利于药物充分吸收。

5．合理补充左卡尼汀，纠正脂代谢紊乱，缓解肢体疼痛、麻木、虚弱无力等症状，并可改善营养状态，提高生活质量及长期生存率。

6．透析患者需定期监测血中钙、磷、甲状旁腺激素等以作为用药参考，一般均需服用钙剂、磷结合剂、骨化三醇等纠正钙磷代谢紊乱，缓解继发性甲状旁腺功能亢进、肾性骨病等并发症，磷结合剂须在餐中服用。

7. 补充维生素，常规适量服用维生素 B 片以补充透析中丢失的 B 族维生素，必要时补充维生素 C。

8. 知道所用药物的名称、作用、用途，服药后有任何不良反应，及时通知医师。

9. 如果同时服用其他中药或西药，要通知医师。

10. 对胃无刺激的药物，饭前服用较好，如果服药后胃肠道反应较大，可改饭后服用。

11. 能被透析清除的药物应在透析治疗结束后给予。

对于透析患者来说，合理用药非常重要，慎用肾毒性药物，尽可能不用或者少用，要保护残余肾功能。防止使用肾毒性药物，如卡那霉素、紫苏霉素、庆大霉素、利福平、黏菌素、新霉素、头孢霉素Ⅱ及喹诺酮类抗生素等。在透析过程中，药物的清除量随着透析方式、透析时间及药物的蛋白结合率不同而有所变化。因此，透析能清除的药物，要根据透析方式和时间、药物的不良反应及治疗效果来决定透析后是否需要补充、补充量的多少。患者用药指导见表 6-6。

表 6-6 常用药物的药代参数及行 HD 和 CRRT 时调整情况

药名	半衰期（h）	蛋白结合率（%）	Vd（L/kg）	肾功能正常剂量	HD 后追加量	CRRT 剂量调整
青霉素	0.6	50～80	0.5	0.25，q6h	透后给药	不用调整
阿莫西林	1	15～25	0.26	0.25～0.5，q8h	透后给药	不用调整
头孢唑啉	2	80	0.13～0.22	0.5～1.5，q6h	0.5～1	0.5～1.5，q12h
头孢克洛	1	25	0.24～0.35	0.25～0.5，tid	0.25	不用调整
头孢哌酮	1.6～2.5	90	0.14～0.20	1～2，q12h	透后给药	不用调整
头孢呋辛	1.2	33	0.13～0.18	0.75～1.5，q8h	透后给药	1.0，q12h
头孢他啶	1.2	17	0.28～0.4	1～2.0，q8h	1.0	1～2.0，q24～48h
阿米卡星	1.4～2.3	<5	0.22～0.29	7.5mg/kg，q12h	2/3 正常量	30%～70%，q12～18h
妥布霉素	2.5	<5	0.22～0.33	1.7mg/kg，q8h	2/3 正常量	30%～70%，q12h
环丙沙星	3～6	20～40	2.5	0.5～0.75，q12h	0.25，q12h	0.2，q12h

续　表

药名	半衰期（h）	蛋白结合率（%）	Vd（L/kg）	肾功能正常剂量	HD后追加量	CRRT剂量调整
左氧氟沙星	4～8	24～38	1.1～1.5	0.5，q24h	25%～50%	50%
亚胺培南	1	13～21	0.17～0.3	0.5～1.0，q6h	透后给药	50%
万古霉素	6～8	10～50	0.47～1.1	0.5，q6h	0.5，q48～96h	0.5，q24～48h
氯沙坦	3	30	0.4	50mg，qd～q12h	不清	100%
贝那普利	22	95	0.15	10mg，qd	不用	50%～75%
福辛普利	12	95	0.15	10mg，qd	不用	100%
阿替洛尔	6.7	45～60	5～10	50～100mg，qd	25～50mg	50%，q48h
卡维地洛	5～8	95	1～2	25～50mg，q12～24h	不用	100%
硝苯地平	4～5.5	97	1.4	10～20mg，q6～8h	不用	100%
氨氯地平	35～50	95	21	5mg，qd	不用	100%
非洛地平	10～14	99	9～10	10mg，qd	不用	100%
地高辛	36～44	20～30	5～8	0.25～5.0mg，qd	不用	25%～75%，q36h
低分子肝素	2.2～6.0	不清	0.06～0.13	30～40mg，bid	不清	100%
华法林	34～35	99	0.15	负荷10～15mg，维持2～10mg，qd	不用	不用
硫唑嘌呤	0.16～1	20	0.55～0.8	1.5～2.5mg/kg，q24h	0.25mg/kg	75%
环磷酰胺	4～7.5	14～20	0.5～1	1～5mg/kg，qd	1/2剂量	100%
长春新碱	1～2.5	75	5～11	1.4mg/m^2	不清	100%
泼尼松	2.5～3.5	80	2.2	5～60mg，qd	不用	100%
泼尼松龙	2.5～3.5	80	2.2	5～60mg，qd	需要	100%
甲泼尼松龙	1.9～6.0	40～60	1.2～1.5	4～48mg，qd	不用	100%
胰岛素	2～4	5	0.15	不定	不用	75%
阿卡波糖	3～9	15	0.32	50～200mg，tid	不清	避免
氟伐他汀	0.5～1	98	0.42	2～10mg，qd	不清	100%
辛伐他汀	2	>95	不清	5～40mg，qd	不清	100%

十一、透析间期患者的运动管理

血液透析治疗患者若康复较好，具有运动的体力及心情应该进行适当的有氧运动。适当的运动可促进血液循环，改善睡眠，缓解紧张情绪，减轻焦虑，防止抑郁，放松心情，特别是对长期维持性血液透析的患者，更应提倡其做适当的有氧运动。

适用于血液透析患者的活动，如伸展腰身、活动肢体、做体操、散步、慢走、练太极拳、太极扇等。自身状况好的患者还可以根据自己的爱好，进行游泳、打羽毛球、玩飞盘、快走或者骑自行车等。

有些患者患病后一直卧床，情况好转后因为体力差仍然认为自己不能活动，一切都由家属来照顾，形成对他人的依赖心理；长久不活动造成肌肉逐渐萎缩并且失去弹性，再活动时会感到肢体软弱无力，关节僵硬。不但降低了生活质量，也增加了家庭的负担。

适当的运动，可减少骨钙流失，避免肌肉萎缩，使骨骼、肌肉强健起来。运动还可提高机体免疫系统的功能，增加机体抵抗疾病的能力。对患者提高生活质量及生活信心，预防并发症的发生，防止致残非常重要。若患者愿意，可从散步开始。长期卧床患者可从站立开始进行锻炼。不过，运动应量力而行，先从小量、轻量开始，逐渐增加运动量。若感觉胸闷、呼吸困难、疲乏应停止，防止过劳。

运动虽然有许多好处，但并不是所有患者都适合运动。不适合运动的患者，如血液透析治疗不充分，患者有贫血、食欲不佳、精神差，不具备运动的体力；血压高，水、钠潴留严重，心率快；严重的钙磷代谢紊乱、骨质疏松严重、易发生骨折；心脏功能差、血压不稳定；有急性感染或者出血的患者。

因此，患者要在主管医师的指导下，确定自己能否运动以及运动的强度，不要盲目硬性运动。

第七章　血液净化室（中心）的应急预案

血液透析是一项专业性较强，风险性较大的医疗护理工作。在透析过程中经常出现一些偶然的、突发的变化，为应对某些意外情况的发生，而事先制定出针对性的措施，可有效地将透析风险化解到最小，从而保证患者的安全，提高医疗护理质量。

一、血透过程中出现空气栓塞的应急预案

空气栓塞是透析过程中的重要事故，是严重的致命并发症。

1．发生原因　空气进入体内的最主要途径是泵前部分，泵前管道负压部分破损或连接不良，泵前补液、输血，动脉穿刺针脱出，均可导致空气进入血液；另外，静脉壶液面机器自动打气，透析结束时回血失误等。

2．栓塞表现

（1）少量空气呈微小泡沫状进入体内可无明显症状。若气泡较大，漏气速度快，3 ~4ml 的少量空气栓塞则可引起死亡。

（2）空气栓塞的临床表现与患者的体位有关。若患者坐位或颈头抬高，空气向上逆流经颈静脉到达脑静脉系统，引起意识丧失，惊厥，甚至死亡。若患者平卧位或左侧卧位，空气进入右心房和右心室，影响心脏排血功能。若患者右侧卧位，空气经肺动脉进入肺毛细血管，引起肺动脉高压，部分空气进入左心室引起全身动脉栓塞。若患者垂头仰卧位，空气进入下肢静脉系统引起局部发绀及循环不良。

（3）患者常表现突然胸闷、呼吸困难、咳嗽、气喘、发绀、血压下降、甚至呼吸心跳停止死亡。

3．应急预案

（1）一旦发现空气进入体内，立即夹住静脉管道，左侧卧位，并抬高下肢，使空气停留在右心室顶端而慢慢溶入血中吸收。为防止空气进入脑部引起脑栓塞，要采用头低下肢抬高位。

（2）嘱患者镇静、进行深呼吸。立即通知医师。

（3）高流量吸氧、确保气道的畅通。清醒患者用面罩吸纯氧；意识丧失患者气管插管行机械通气。

（4）静脉应用地塞米松、低分子右旋糖酐等，减轻脑水肿，改善微循环。

（5）进入体内空气量多需进行锁骨下静脉穿刺抽气或直接心脏穿刺。

（6）使用高压氧疗法也比较有效。

4. 预防措施　最有效的措施是预防。

（1）患者上机前严格检查管路和透析器有无破损。

（2）透析管路连接要牢固，尤其血泵的泵前部分做好内瘘针和深静脉插管的固定。

（3）静脉补液时，需严密观察，透析过程中内瘘针和插管有无脱落、管路连接有无松动。

（4）回血时，必须严谨操作，精神集中，及时关泵。

（5）现代人工肾在静脉端有空气检测装置，一旦有空气马上报警，同时夹住管路和停止血泵。特别注意，血液中含有小气泡沫，空气检测器可以不报警，若大量的气泡沫进入血液也会引起相关症状，乃至危及生命。

5. 应急流程见图 7-1。

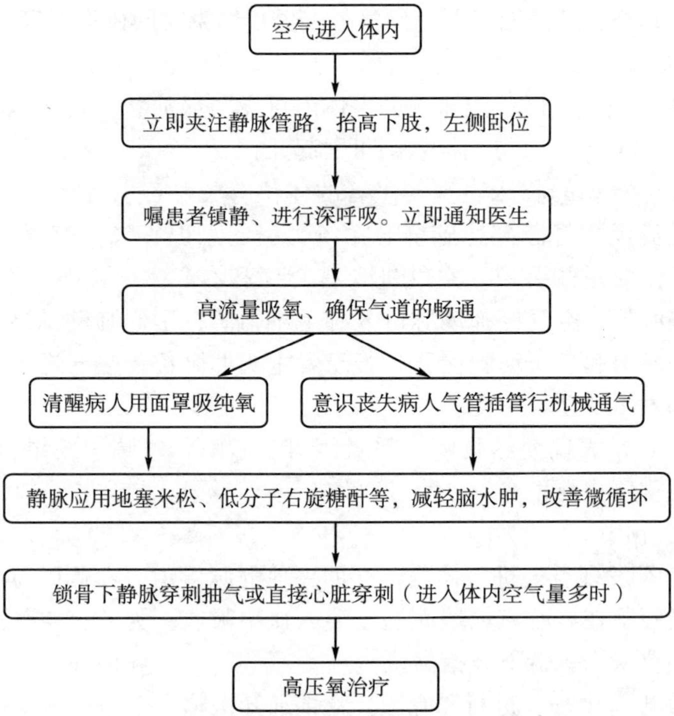

图 7-1　血透过程中出现空气栓塞的应急预案

二、血液透析发生低血压的应急预案

低血压是血液透析最常见的并发症之一，发生率高达 50%～70%，可发生在整个血透过程的任何时间。

1．发生原因　血透中各种原因可引起低血压，有效血容量的减少、血浆渗透压的改变、自主神经病变和血管收缩能力降低、内分泌因素、醋酸盐不耐受以及药物等是引起血透中症状性低血压的常见原因。

2．低血压表现　少部分患者可表现为无症状性低血压，但大多数患者有不同程度的头晕、胸闷不适、面色苍白、出冷汗、眼前发黑、恶心、呕吐、心率加快和肌肉痉挛性疼痛，甚至一过性意识丧失，冠心病者可诱发心律失常及心绞痛。

3．应急预案

（1）血透患者发生低血压时，应迅速补充容量，同时适当减慢血流量，减低超滤率或暂停脱水，并可给予患者低流量吸氧。

（2）一般输入生理盐水 100～200ml 后症状会迅速好转，血压回升。

（3）症状严重者，可加大输液量，还可考虑输入 50% 高渗糖 40～60ml、10% 氯化钠 20ml、甘露醇、白蛋白等。

（4）必要时回血，终止血透，积极寻找诱发低血压的原因，予以解除。

4．预防措施

（1）对初次血透、年老体弱患者，可选用生物相容性好的小面积透析器、适当预充，血透应缓慢进行，血流量由小到大逐步增加，脱水不宜过多、过快，严格控制透析间期体重增加量。

（2）应用高钠透析，增加钠浓度，增快血浆充盈率，保持血容量。

（3）改进透析技术，应用序贯透析、血液滤过、血液透析滤过、使用 BTM、BVM 技术以及透析过程中钠模式、超滤模式的应用。

5．应急流程见图 7-2。

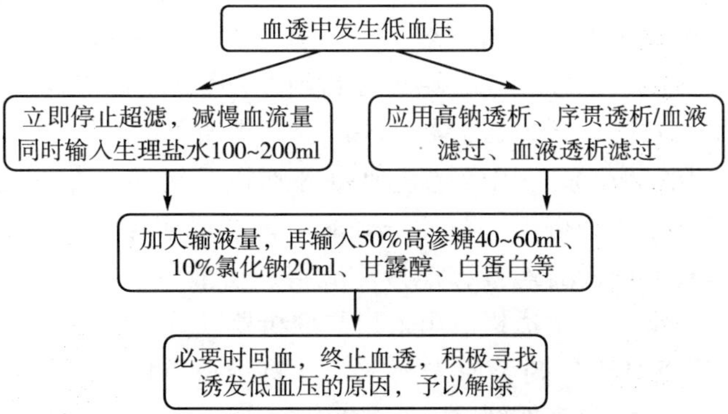

图 7-2　血液透析发生低血压的应急预案

三、透析器破膜的应急预案

即由于透析器的半透膜破裂，血液从血液室到透析液室的泄漏。

1. 发生原因

（1）重复使用的透析器未经压力检测。

（2）短时间内超滤量过大，透析器内凝血等因素，使跨膜压超过限度。

（3）透析器本身质量不合格。

（4）动脉－静脉内瘘狭窄或血栓形成导致静脉回路受阻，对透析膜产生压力。

2. 破膜表现　透析机漏血报警（blood leak）。

3. 破膜预案　破膜时应更换透析器，是否回输血液应根据跨膜压（TMP）的变化，如果 TMP＞0 说明破膜较小，膜内仍为正压，透析液不会进入膜内，可回输血液。如果 TMP≤0 说明破膜较大有反超的危险，宁可废弃血液也不应回输给患者。

（1）单人更换透析器法：当透析器破膜时，夹住动脉管路，打开补液口回输生理盐水，待静脉管路颜色变浅时，停血泵卸下透析器。将新透析器膜外与透析液连接，动脉端与动脉管路连接，静脉端游离向上，开血泵以100ml/min 的速度预充透析器，待气泡驱净后，关闭补液口，打开动脉管路，使血液引至透析器静脉端时，连接静脉管路，翻转透析器至动脉端向上。开始正常透析。

（2）两人更换透析器法

1）当发现透析器破膜或堵塞时，一人应立即取一新透析器备用。

2）用生理盐水 500～1000ml 快速冲洗新透析器血室侧，冲洗完后平置以备用。

3）另一人进行机器操作，当破膜不严重时，也就是漏血报警发生不频繁，透析液化验能发现少量血细胞时，可以先用生理盐水将透析器内血迹冲淡后再更换，以免造成患者失血过多；若破膜严重，即透析液肉眼可看到发红，此时不要冲洗，立即更换，避免透析液侧细菌反流入血液侧，造成患者感染或热源反应发生；若为透析器堵塞应立即更换不能冲洗。

4）更换时关闭血泵，用两把止血钳分别将透析器两端的动静脉管路夹住，快速分离管路及透析器，与冲洗好的透析器相应端连接，连接后打开血泵并将透析液管与透析器连接，连接前应将透析液置于旁路状态，连接后再按旁路键使之正常。注意透析液出入口与透析器动静脉端不可连接错误。

5）连接后将血流量调至原先要求，并将透析器内气泡排净，运转正常后再次检查一遍，并向患者解释及告知目前一切正常后方可离开。

6）最后将机器及地面残留血迹清除。

4．预防措施

（1）选用质量好的透析器，透析前仔细检查透析器。

（2）单位时间内超滤量要适中，不可过多。严密观察跨膜压，跨膜压不超过400mmHg。

（3）复用透析器应用卫生部规定的具有容量检测和压力检测功能的复用机及专用于透析器的消毒液。

（4）及时合理调整抗凝方案，减少透析器凝血危险，定期评估内瘘功能，预防内瘘狭窄及血栓形成等并发症。

5．应急流程见图7-3。

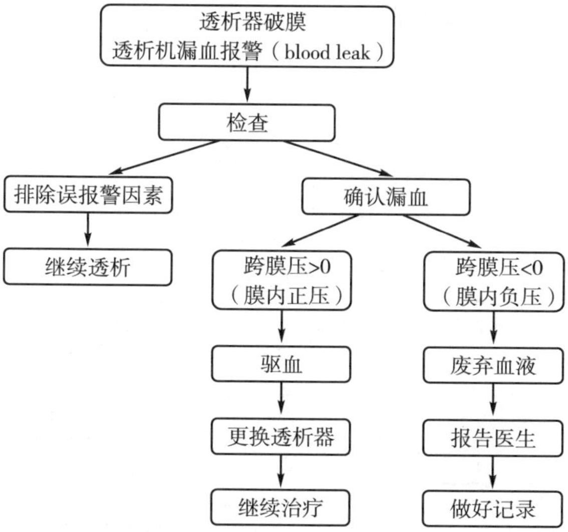

图7-3　透析器破膜的应急预案

四、透析过程中发生休克的应急预案

休克是血液透析中严重并发症之一，常见于首次透析、年老体弱或原有严重合并症的患者。

1．发生原因　严重低血压、贫血、心脏病，多脏器功能障碍等。

2．临床表现　患者面色苍白或发绀、出冷汗、呼吸困难、血压下降（BP < 80/50mmHg）、心率增快（HR > 120次/分）、反应迟钝、意识模糊甚至丧失。

3．处理原则

（1）低血压引起的休克可不必先测血压，立即回输生理盐水200～300ml，停止超滤，使患者头低足高位，氧气吸入，必要时输入高渗液体，如

1.5%~3.0%氯化钠、50%葡萄糖或5%碳酸氢钠溶液等。

（2）危重患者当 $SaO_2 < 90\%$，HR减慢或严重心律失常（如频发室早、二联律、三联律时）立即回血停止透析，根据休克的程度及发生的原因，采取相应的措施，如气管插管、心肺复苏、开放静脉等。

4．预防措施

（1）根据血容量的监测确定干体重，超滤总量<体重的6%~7%。

（2）做好宣教工作，透析间体重增长<1kg/d。

（3）透析前根据个体差异停用降压药物，透析后期限制进食量。

（4）加强营养，改善贫血，必要时输血、白蛋白或血浆。

（5）危重患者进行心电 SaO_2 监测，备除颤器、抢救药等。

（6）严格掌握透析适应证。

5．应急流程见图7-4。

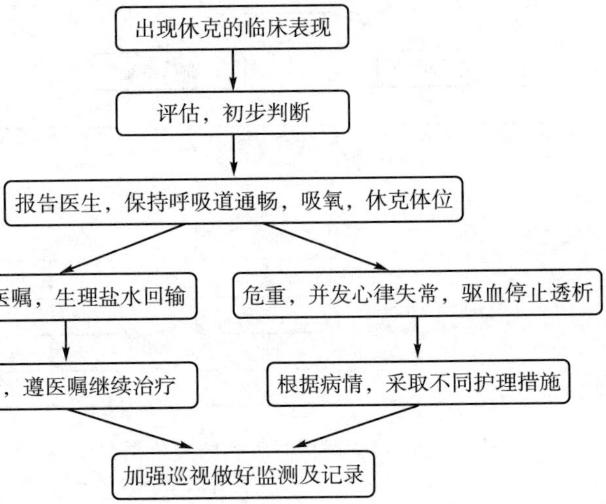

图7-4　透析过程中发生休克的应急预案

五、无肝素透析发生凝血的应急预案

1．发生原因　当尿毒症患者伴发脑出血、蛛网下腔出血时，常采用无肝素透析，由于血流速度减慢或回输生理盐水不及时等原因，常发生透析器及管路的凝血现象。

2．凝血前表现　静脉压升高、透析器颜色变深、静脉壶过滤网有凝块、外壳变硬、液面上有泡沫。

3．应急预案

（1）当无肝素透析3~4小时，静脉压逐渐升高达300~400mmHg，在不停血泵的情况下（防止因停血泵而造成整个体外循环凝血），立刻打开动脉管路上的补液通路回输生理盐水，然后再将动脉管路夹住停止引血。

（2）血流量应逐渐降至于100ml/min，当血液回输成功后停血泵。

（3）打开动脉管路，回输动脉端的血液，如果血液凝固，可丢弃动脉管路内的少量血液。

4．预防措施

（1）用肝素盐水100mg/1000ml循环吸附，血泵速100ml/min，吸附30～60分钟后排空肝素盐水。

（2）再用生理盐水500ml重新预冲透析器及管路。

（3）根据凝血情况每隔30分钟或60分钟阻断血流一次，用100～200ml生理盐水冲洗透析器及管路，冲洗量计算在超滤总量内。

（4）要求高通量、高血流速透析。

5．应急流程见图7-5。

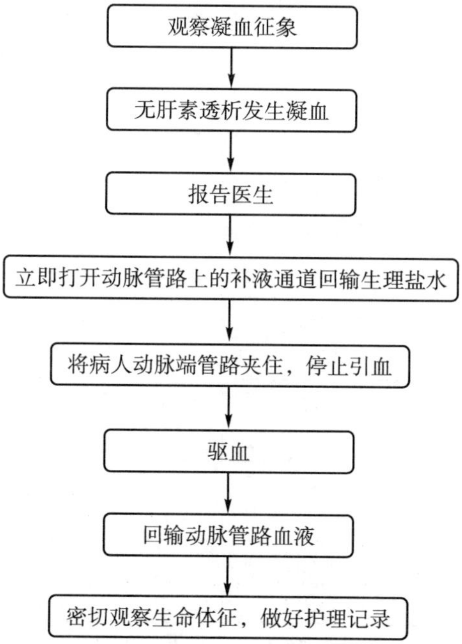

图7-5　无肝素透析发生凝血的应急预案

六、透析过程中静脉血肿的应急预案

1．发生原因 患者体位变动，血管纤细、硬化、末梢循环较差、操作者技术欠佳等造成透析过程中静脉淤血、肿胀。

2．血肿表现 透析进行中随着血流速的加快，患者静脉出现肿胀、淤血、疼痛等表现。

3．应急预案

（1）当透析过程中静脉突然肿胀疼痛时，立即停止血泵，将动脉、静脉针上的卡子夹闭，同时将动脉、静脉管路用止血钳分别夹住并分离穿刺针，用无菌的连接器将动脉、静脉管路连接后打开止血钳，开血泵血流速降至100ml/min，关闭超滤（UF），将静脉壶下端的管路从空气监测夹中拉出，进行离体血液循环，可有效地防止血液凝固。

（2）护士可以有充足的时间重新找血管进行穿刺，穿刺成功后，用生理盐水50ml快速推入，若患者无疼痛感，且局部无肿胀则证实静脉血管通畅，关闭血泵连接动脉、静脉管路，恢复透析状态。此种方法循环时间应小于10分钟，因时间过长会造成部分红细胞破裂，有引起溶血的危险，应尽量避免。

4．预防措施

（1）对血管条件较差者应由熟练的护士进行穿刺。

（2）透析前用热水袋保暖（尤其冬天），使血管扩张，有利于穿刺。

（3）透析开始应缓慢提升血流速度，使静脉逐渐扩张。

（4）嘱患者勿随意活动穿刺侧肢体。

5．应急流程见图7-6。

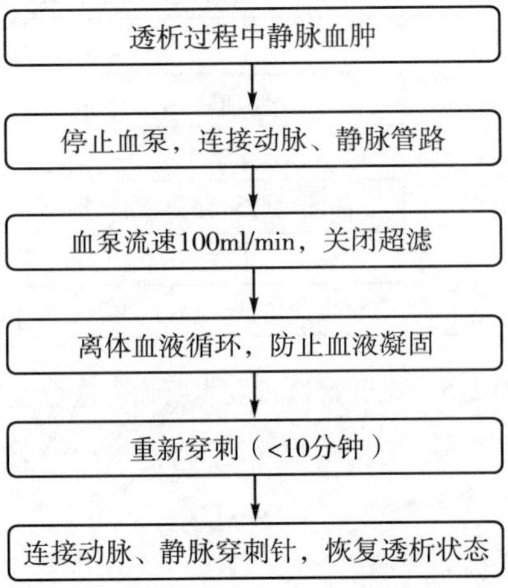

图7-6 透析过程中静脉血肿的应急预案

七、内瘘发生血栓的应急预案

1. 发生原因 患者高凝、动脉硬化、内瘘肢体受压或感染、透析中发生低血压，长期在同一位置反复穿刺。

2. 血栓表现 内瘘部位疼痛、塌陷或硬包块，部分阻塞时，内瘘触摸的震颤及杂音减弱，抽出血为暗红色，血流量不足；完全阻塞时，触摸无震颤、听诊无杂音。

3. 应急预案

（1）血栓发生在6小时之内者，用尿激酶溶栓（护士操作）。

方法：尿激酶25万U/支，用生理盐水12.5ml稀释（2万U/ml），用7号套管针在瘘口轻微搏动处向心方向穿刺，每隔15～20分钟缓慢注射尿激酶4万U，并用手指间断压迫吻合口上方静脉，同时根据血压情况适当给予低分子右旋糖酐扩容。

（2）侵入性血管内溶栓术，即在X线下将导管插入血栓部位，灌注溶栓剂（医师操作）。

（3）用带气囊的导管取栓术（医师操作）。

4. 预防措施

（1）内瘘术后4～6周使用，不可过早穿刺。

（2）动静脉内瘘采用绳梯式穿刺法，并严格执行无菌操作，防止内瘘感染。

（3）避免内瘘侧肢体受压或过紧包扎，透析结束后压迫针孔15～30分钟，压力适中，以免内瘘堵塞（压迫的近心端可触及震颤）。

（4）透析中、后期防止低血压。

（5）根据患者凝血情况调整肝素用量，必要时给予双嘧达莫、阿司匹林等药物。

（6）不能在内瘘肢体输液、采血、测量血压或提拿重物，内瘘侧肢体发痒时不能用手抓，保持局部清洁卫生，防止感染。

（7）经常听内瘘有无杂音，触摸有无震颤，观察有无疼痛、红肿、渗出，发现异常立即就诊。

（8）经常活动内瘘肢体，如握拳运动。皮下有淤血、肿胀时涂抹喜辽妥软膏2～3次/日。

5. 应急流程见图7-7。

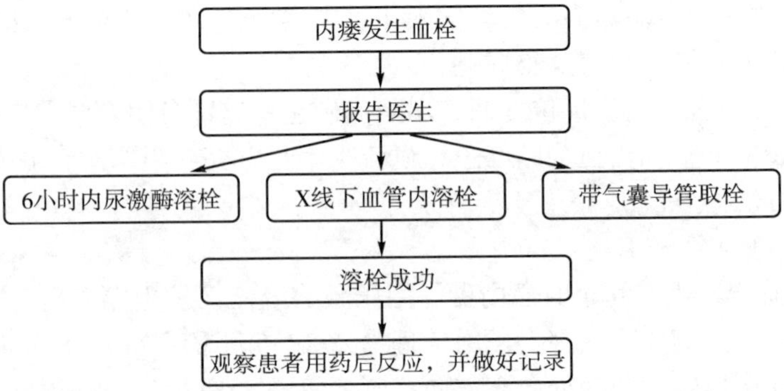

图 7-7 内瘘发生血栓的应急预案

八、动脉、静脉穿刺针孔渗血的应急预案

1. 发生原因 粗大的穿刺针在同一位置上反复穿刺（纽扣式穿刺）使血管壁受损，弹性减低，针孔愈合欠佳造成渗血。

2. 渗血表现 血液自针孔周围渗出，渗出的速度与血流速度及使用的肝素量成正比，如果发现不及时，可造成大面积出血。

3. 应急预案

（1）在渗血处用纱布卷压迫。

（2）用冰块局部冷敷。

（3）在渗血处撒云南白药或凝血酶。

（4）局部覆盖创可贴。

（5）用 4～5 根无菌纱线环绕针孔，以螺旋式拧紧。

4. 预防措施

（1）采用绳梯式穿刺法，避免定点（纽扣式）穿刺。

（2）穿刺成功后，将针头两侧皮肤向内拉紧，用创可贴覆盖。

（3）根据患者情况，肝素剂量个体化或改为小分子肝素。

5. 应急流程见图 7-8。

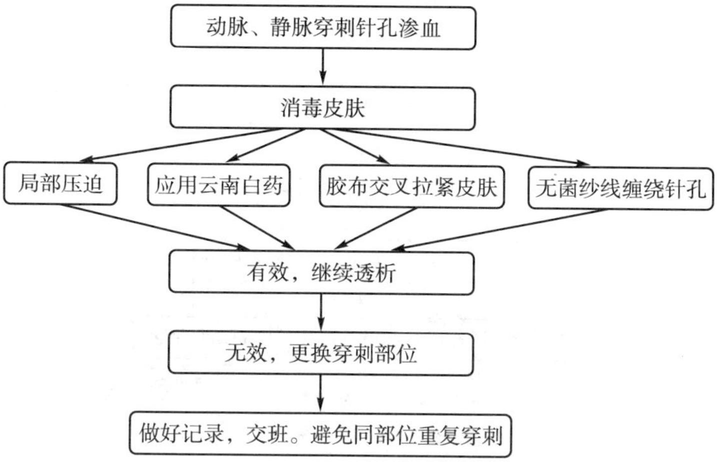

图 7-8　动脉、静脉穿刺针孔渗血的应急预案

九、临时动脉、静脉穿刺的应急预案

1. 发生原因　急诊血透患者（尤其是不同意插管的患者）临时建立血管通路，常采用动脉、静脉直接穿刺的方法。

2. 应急预案

（1）桡动脉：取患者右臂使其伸直，以桡骨茎突为体表坐标，触摸到桡动脉的搏动处为针尖部位，此处是桡动脉与掌浅支的吻合口，血管充盈膨大，血流量充足。穿刺时以 30°角在针尖部位下方 1.5cm 处进针，此处桡动脉位置较浅，上面仅有皮肤、浅筋膜，穿刺时不易滑动。

（2）股静脉：患者取仰卧位，膝关节微屈，臀部稍垫高，髋关节伸直并稍外展外旋。穿刺点选在髂前上棘与耻骨结节连线的中、内 1/3 段交界点下方 2～3cm 处，股动脉搏动处的内侧 0.5～1.0cm。在腹股沟韧带中点稍下方摸到搏动的股动脉，其内侧即为股静脉，以左手固定好股静脉后，穿刺针垂直刺入或与皮肤呈 30°～40°角刺入。要注意刺入的方向和深度，穿刺针应朝向心脏方向，并稍向后，以免穿入股动脉或穿透股静脉，要边穿刺边回抽，如无回血，可慢慢回退针头，稍改变进针方向及深度。穿刺点不可过低，以免穿透大隐静脉根部。

临时动脉、静脉穿刺时穿刺针易脱出导致出血或因患者体位改变致血流量不足治疗中断，且治疗后不易压迫止血。

3. 应急流程见图 7-9。

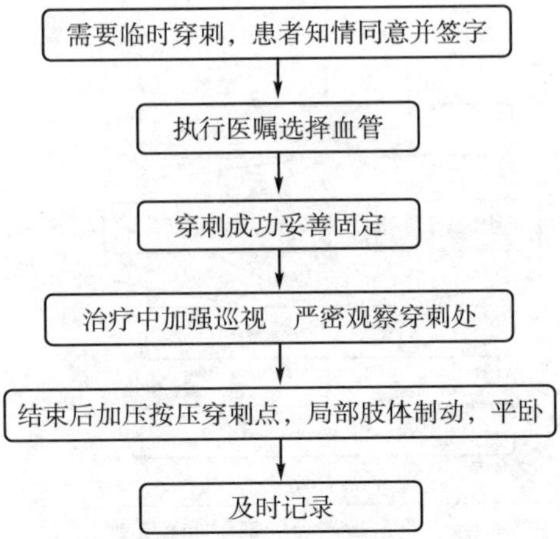

图 7-9　临时动脉、静脉穿刺的应急预案

十、动静脉内瘘穿刺引起出血、皮下血肿的应急预案

1. 处理原则　应充分止血后将出血向周围分散，冷敷局部，不要使内瘘血管内形成凝血块。

2. 穿刺失败时，在未形成凝血块时尽早处理，求得其他的帮助。

3. 穿刺部位稍稍隆起，立即终止穿刺，用纱布四折或止血棉球压迫内瘘血流，压迫程度不要使血流中断。

4. 手臂抬高，将出血向周围分散，加速吸收。

5. 局部冷敷，使血块不再增大。

6. 再行穿刺必须压迫穿刺失败的部位，或在原穿刺部位用止血棉球止血后捆扎止血带，再行穿刺。

7. 失败部位以外穿刺困难时，止血 15 分钟后进行再穿刺。

8. 血透结束后血肿局部涂喜辽妥软膏，加速血肿吸收，促进血管软化。

9. 应急流程见图 7-10。

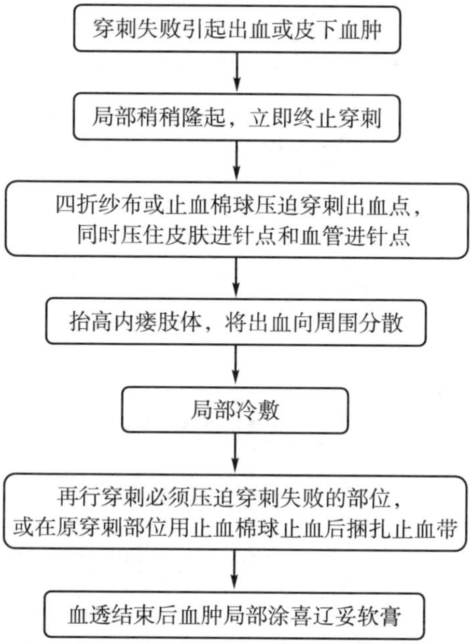

图 7-10　动静脉内瘘穿刺引起出血、皮下血肿的应急预案

十一、深静脉留置导管感染的应急预案

1. 发生原因　患者免疫缺陷、抵抗力下降、皮肤或鼻腔带菌、导管保留时间较长、操作频率较多等极易发生感染。

2. 局部感染的表现及处理

（1）表现：导管出口处红肿、疼痛、脓性分泌物。

（2）处理：①用医用汽油棉块擦去周围的胶布痕迹（询问有无汽油过敏史），再用清水纱布擦去汽油；②插管切口及缝线处严格消毒，范围 >5cm。如有血痂用安尔碘或碘伏棉块湿敷半小时后剥去血痂；③消毒后在切口及缝线处放一注满庆大霉素的棉块或局部涂泰利必妥、环丙沙星软膏等，用无菌纱布包扎；④每日按上述方法消毒处置 1 次。

3. 全身感染的表现及处理

（1）表现：发热、寒战多发生于透析后 1 小时，感染严重时甚至发展为心内膜炎及骨髓炎。

（2）处理

1）留取血培养做细菌学检查。

2）根据化验结果给予相应的抗生素治疗。

3）如果感染不能控制，应拔掉静脉导管，拔管后继续抗生素治疗 2 周。

4. 预防措施

（1）经常观察穿刺部位有无渗血、红肿及全身反应，并及时处理。

（2）活动和睡眠时避免压迫导管以防血管壁损伤。

（3）颈内静脉置管的患者避免洗脸、洗头时水流至伤口发生感染。

（4）股静脉置管的患者下肢不得弯屈90°，不得过多起床活动及端坐位，保持局部清洁、干燥，防止尿便污染伤口。

（5）透析前后，严格执行无菌操作（每次更换肝素帽）。

（6）插管部位应每次透析前后进行消毒换药，必要时随时更换敷料。

5. 应急流程见图7-11。

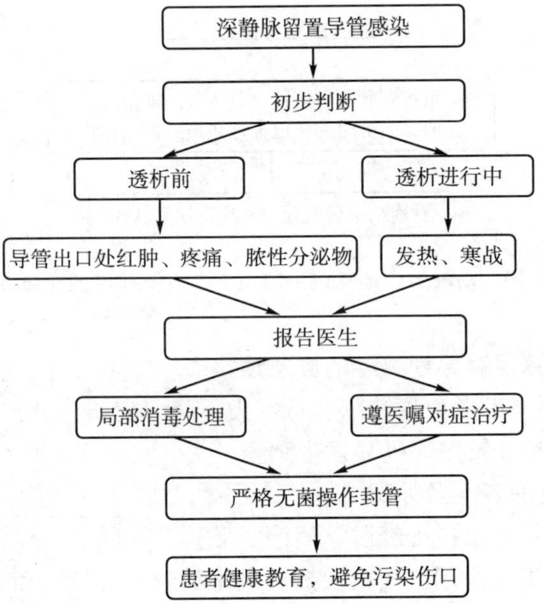

图7-11 深静脉留置导管感染的应急预案

十二、深静脉留置导管内血栓的应急预案

1. 发生原因 患者高凝状态、封管肝素用量不足或血液反流入导管腔内所致。

2. 血栓表现 用空注射器回抽导管无血液抽出或回抽、费力不畅、透析中血流量不足或静脉压升高。

3. 处理方法

（1）先用注射器抽尽管腔内残留的肝素溶液，注射浓度为2万U/ml的与管腔容积相等的尿激酶溶液。如有阻力不可向管腔内推注，用力抽吸缓慢放手，如此反复多次，使尿激酶缓慢进入管腔保留30分钟，回抽出被溶解的纤维蛋白或血凝块。

（2）如果透析中经常出现血流中断（贴壁感）静脉压升高，静脉造影显示导管侧口处有活瓣状絮状物，说明导管周围有纤维蛋白鞘形成，可用尿激酶2ml（2万U/ml）缓慢注入管腔，保留1～2小时。或用尿激酶25万U溶于200ml生理盐水，每支管滴注100ml，10～15滴/分。

（3）如果溶栓失败应拔管或通过引导导丝进行更换新导管。

4．预防措施

（1）封管前用生理盐水冲至双管腔内无残血。

（2）用肝素原液封管，剂量比管腔容积多0.1～0.2ml，一边推一边关闭导管夹，确保正压封管，防止血液逆流回导管内发生凝血。

（3）高凝、高血脂患者，遵医嘱服用阿司匹林，降血脂药。

5．应急流程见图7-12。

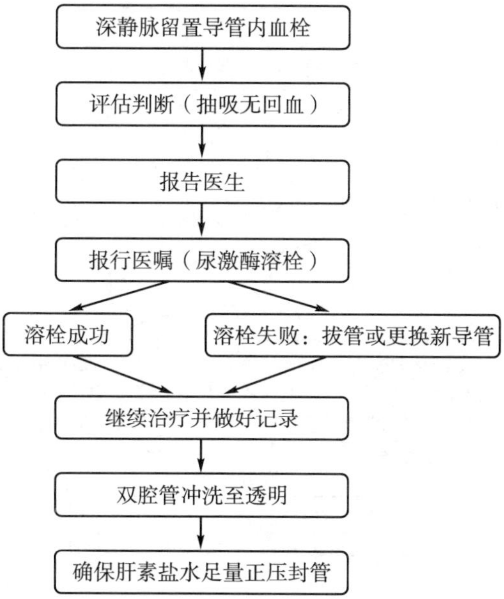

图7-12　深静脉留置导管内血栓的应急预案

十三、首次使用综合征的应急预案

首次使用综合征，是使用新透析器产生的一组症候群，分为A型和B型。

1．发生原因　透析器膜激活补体系统，可引起过敏反应。与透析器生物相容性有关，另外透析器残留的环氧乙烷（ETO）消毒剂也可引起过敏反应。

2．临床表现

（1）A型表现：在透析开始5～30分钟内出现呼吸困难、烧灼、发热、荨麻疹、流涕、流泪、腹部痉挛。严重者心脏骤停。

处理原则：立即停止透析，弃去体外血，给予肾上腺素、抗组胺药或激素等药物。

（2）B型表现：在透析开始1小时内出现胸痛、背痛。

处理原则：不用中止透析，减慢血流速，给予氧气吸入，防止心肌缺血。并注意观察病情变化。

3. 预防措施

（1）用生理盐水1000ml循环冲洗透析器，消除变应原。

（2）选用生物相容性好的透析膜。

（3）透析前使用抗组胺药。

4. 应急流程见图7-13。

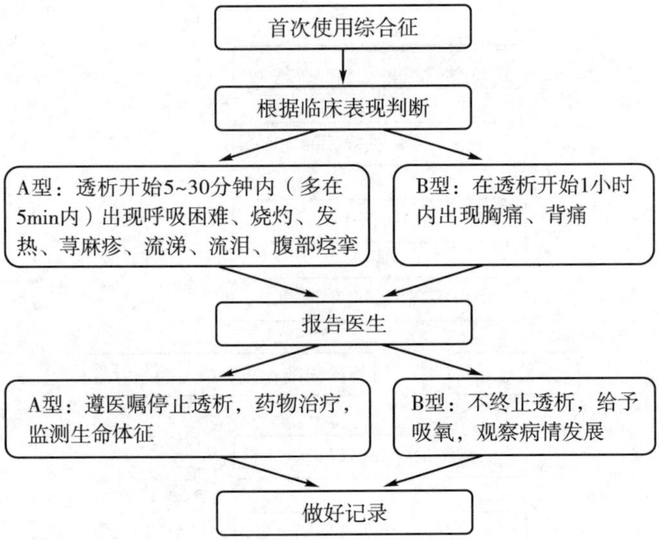

图7-13 首次使用综合征的应急预案

十四、透析中致热源反应的应急预案

1. 发生原因 复用的透析器及管路消毒不充分、水处理系统没有定期消毒、执行无菌操作不严格等，使细菌或内毒素进入体内而引起热源反应。

2. 临床表现 透析开始0.5~1小时出现畏寒、哆嗦、震颤，继而发热，体温38℃以上，持续2~4小时，血常规检查白细胞与中性粒细胞均不增高，血培养（－）。

3. 处理方法

（1）患者寒战时给予地塞米松5~10mg静脉注射，注意保暖，提高透析室温度。如果寒战不能控制给予哌替啶50mg肌内注射。

（2）患者出现高热时给予对症降温治疗，并观察透析器、管路颜色，静脉压、跨膜压变化，防止凝血。

（3）如果透析后 2 ~3 天体温仍高应做血培养，结果出来前就应给予抗生素治疗。

（4）病情持续加重应先终止透析。

4．预防措施

（1）复用透析器时应用专用的复用机，有明确的容量、压力等监测指标，应用专用消毒液。

（2）水处理系统及水管道至少 3 个月消毒 1 次，防止反渗膜及管道内壁生长生物膜及内毒素。每月对透析液进行细菌、内毒素检测，并记录。

（3）透析时应严格执行无菌技术。

5．应急流程见图 7-14。

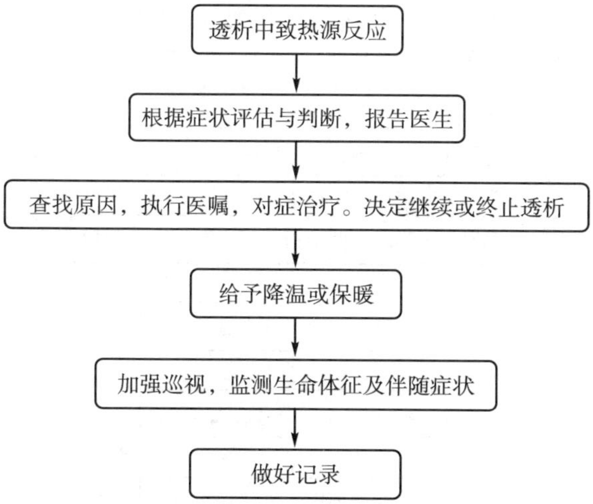

图 7-14　透析中致热源反应的应急预案

十五、透析中发生溶血的应急预案

1．发生原因　血泵或管道内表面对红细胞的机械破坏、高温透析、透析液低渗、消毒剂残留、异型输血、血流速率高而穿刺针孔小、回输血液时止血钳多次夹闭血管路等因素造成红细胞破裂而发生溶血、透析用水不符合标准，余氯、氯胺、硝酸盐含量过高等。

2．溶血表现　患者在透析中突然出现胸闷、心绞痛、腹痛、寒战、低血压、严重者昏迷。静脉管路内血流呈葡萄酒色。

3．处理方法

（1）立即停止血泵，夹住血路管道。

（2）丢弃管道内血液，并保留穿刺针，做好备血及护理准备。

（3）对症治疗高钾血症、低血压、脑水肿等并发症。

（4）给予氧气吸入，保暖并监测生命体征。

（5）贫血较重者给予输注新鲜血液。

（6）明确溶血原因后尽快恢复透析。

4．预防措施

（1）定期检测透析机，防止恒温器及透析液比例泵失灵，血泵松紧要适宜。

（2）防止透析液被化学消毒剂污染，透析器中的消毒剂要冲洗干净。

（3）血管路与穿刺针应配套使用。

（4）透析结束回输血液时不可用止血钳反复夹闭血管路。

（5）加强水处理系统的管理，定期检测水质。

（6）透析中输血应两人严格核对，杜绝异型输血。

5．应急流程见图 7-15。

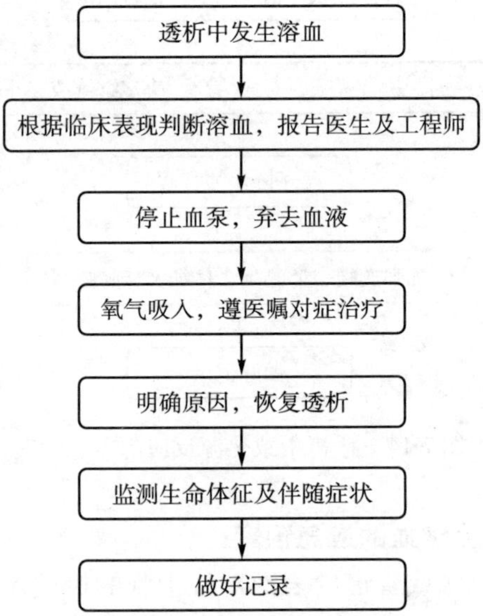

图 7-15 透析中发生溶血的应急预案

十六、透析机出现空气报警预案

1．发生原因

（1）空气进入血管路。

（2）血流量不足，动脉压低产生气泡。

（3）静脉壶液面过低。

（4）透析器预冲时除气不足。

（5）超声控测器损坏，发生误报。

2. 报警　透析机显示空气报警。

3. 处理原则

（1）降低血流速为100ml/min。

（2）夹闭动脉管路，打开补液口输入生理盐水。

（3）提升静脉壶液面至空气探测器以上。

（4）静脉壶内泡沫较多时，给予75%乙醇0.1～0.2ml，可有效地降低泡沫表面张力使其消散。

（5）空气报警解除后，关闭补液口，打开动脉管路，提升血流速恢复透析状态。

4. 预防措施

（1）体外循环各接头要衔接紧密，由第二人查对。

（2）输液或输血应从动脉端给入，注意巡视，防止滴空。

（3）提升静脉壶液面使其高于空气探测器。

（4）按操作规程预冲透析器及管路，排除气体。

5. 应急流程见图7-16。

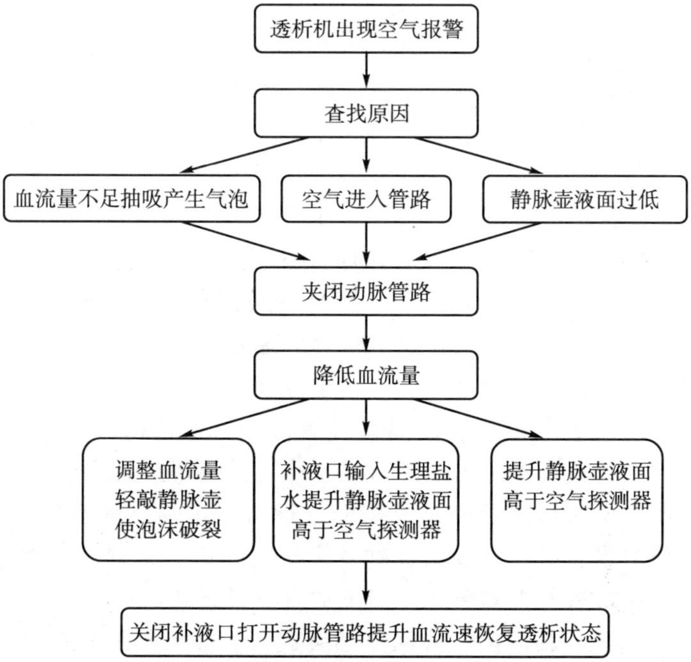

图7-16　透析机出现空气报警预案

十七、透析时电源中断的应急预案

1．发生原因　突然停电、透析机短路、电线老化等。

2．停电表现　停电报警、血泵停止。

3．停电的预防

（1）有患者透析时禁止进行透析机、水处理及其他电器带电维修。

（2）透析室备双路供电，定期对透析机维修维护。

（3）各个插座、插头每月检修1次，发现老化时应及时更换。注意防护，不可漏电，进水，以免发生短路。

（4）大型设备必须接有地线，避免发生漏电伤人事故。

（5）各种设备必须按操作规程操作，切不可溅水至电源处。

（6）透析室备有应急灯，以便工作人员检查及消除患者紧张情绪。

4．停电发生后处理

（1）停电时应及时迅速到达透析机旁进行操作，并由一人查找停电原因，是全院停电还是科室内跳闸。

（2）若全院停电，应边操作边等待医院发电，须用手摇血泵，防止凝血。若后勤科超过5分钟不能送电，应及时利用通讯工具与后勤科或医院办公室联系。

（3）若为科室内跳闸，应先合闸，若再次跳闸，应逐一查找原因，尤其水处理间及心电监护仪，检查是否短路所致。

（4）停电后所有在场人员必须操作机器或做患者思想工作，以消除患者紧张情绪，夜间自动开启应急灯，以便观察患者病情及穿刺处情况。

（5）在电未恢复前，要将静脉壶下端的管路从保险夹中拉出来，再用手摇血泵，精神集中防止空气进入血管路。应首先将静脉管路从静脉夹中取出，以防部分机器因停电静脉夹未打开而出现溢血或管路破裂，并缓慢转动血泵（以50～60ml/min速度转动），以防时间过长造成患者血液在体外凝固。

（6）电源恢复后，因机器品牌、型号不同，操作方法亦不同。各机器在电恢复后的具体操作：①AK-95及AK-95S透析机：电恢复后，先按消音键，再按时间键或直接按时间键即可，启动血泵键，此时血流量自动恢复至停电前血流量，若透析液不正常应按消音键等待，若正常则自动恢复透析状态，运转正常后再次检查1遍，并告知患者一切正常后方可离开（有的AK-95S备有后备电源，不必过多处理，只按消音键待来电后即可运转正常）；②费森透析机：停电恢复后首先按消音键及警报解除键，机器若正常则自动恢复透析状态，再次检查并告知患者一切正常后方可离开。

（7）如果是透析机故障，应回血结束透析。如果是短时停电不必忙于回血，因透析机内有蓄电池可运行20～30分钟。

5．预防措施

（1）血透室应双路供电。

（2）定时对透析机进行检修维护。

6．应急流程见图 7-17。

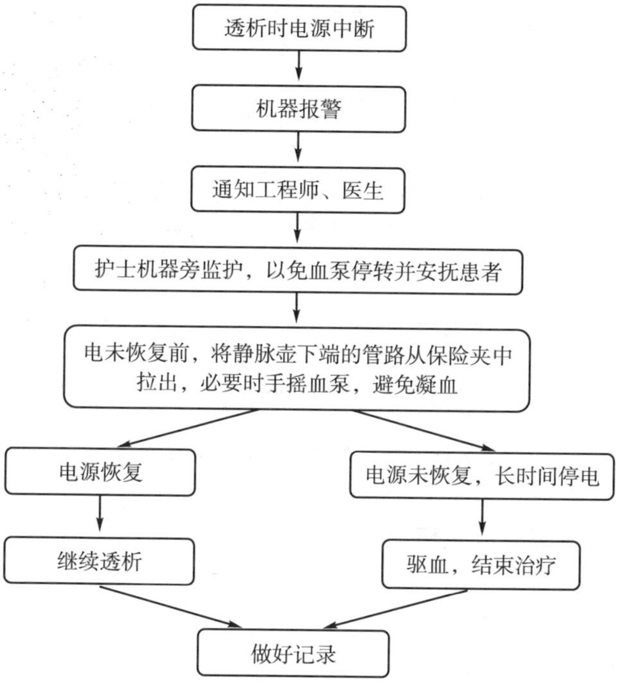

图 7-17　透析时电源中断的应急预案

十八、透析时水源中断的应急预案

1．发生原因　驱水泵发生故障、输水管道断裂、水源不足或水处理机发生障碍等。

2．停水表现　透析机低水压报警（lower water）。

3．处理原则

（1）立刻将透析改为旁路或进行单超程序。

（2）寻找故障原因，如在 1 ~2 小时内不能排除故障，应中止透析。

（3）做好解释工作，取得患者合作。

（4）安排好下一班次的透析工作。

4．预防措施

（1）血透室应双路供水或备有蓄水罐。

（2）定期维修驱水泵、输水管。

（3）定期对水处理机进行维护。

5. 应急流程见图 7-18。

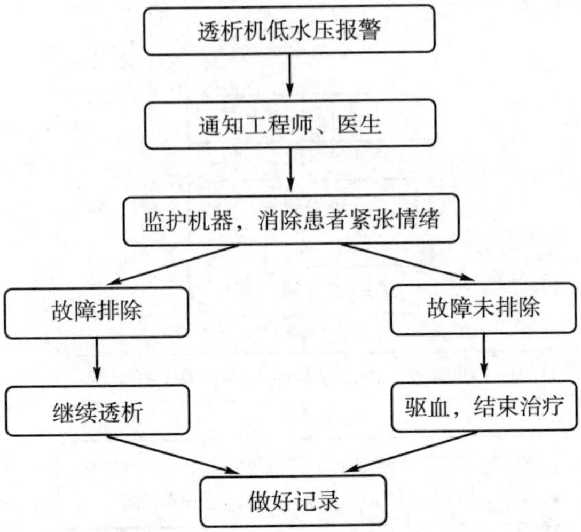

图 7-18 透析时水源中断的应急预案

十九、管路破裂的应急预案

1. 发生原因

（1）管路质量不合格。

（2）血泵的机械破坏。

（3）止血钳误夹造成破损。

2. 破裂表现　管路破裂处出现渗血，随着血流及裂孔的加大造成大量渗血。

3. 处理原则

（1）出现渗血时应立即回血。

（2）将新管路用生理盐水预冲后更换。

（3）各衔接部位要紧密。

（4）密切观察生命体征，采取相应的措施。

（5）当血压较低时，遵医嘱给予扩充血容量；如果失血量较大，应立即输新鲜血或血浆蛋白。

4. 预防措施

（1）上机前严格检查管路的质量。

（2）密切观察机器及管路的运转情况，发现渗血及时处理。

（3）定期检查维护透析机，发现异常及时通知工程师。

5．应急流程见图 7-19。

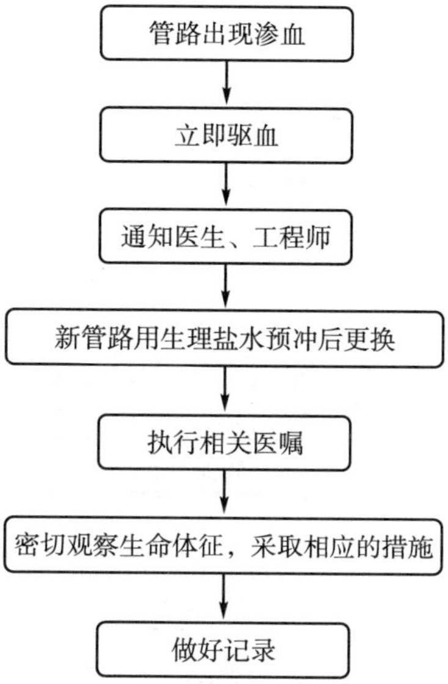

图 7-19　管路破裂的应急预案

二十、透析中管路脱落的应急预案

1．发生原因　血液透析管路各连接处衔接不紧密，穿刺针或深静脉留置导管固定不牢，患者神志不清、躁动。

2．处理原则

（1）立即停止血泵，夹住动静脉血路管道。

（2）检查脱落位置

1）管路脱落时，先确定是否被污染。若未被污染迅速连接，若被污染应丢弃管路，重新更换。

2）穿刺针脱落，立即用止血棉球按压穿刺处，重新建立血管通路后继续透析。

3）留置导管脱落，先局部加压止血，防止皮下血肿，按压时间不少于 30 分钟，同时用穿刺针建立临时静脉通路回输体外血液，必要时配合医师行深静脉留置导管置管术。

（3）监测生命体征，评估失血量，对症治疗。

3．预防措施

（1）上机前后仔细检查管路连接，穿刺针或深静脉留置导管是否固定牢靠，缝线断开及时缝合。用宽胶布条将穿刺针 U 形固定，血管路 S 形固定。

（2）神志不清、躁动患者，使用约束带，专人护理。

（3）管路预留适当的活动空间，指导患者穿刺部位减少活动。

4. 应急流程见图 7-20。

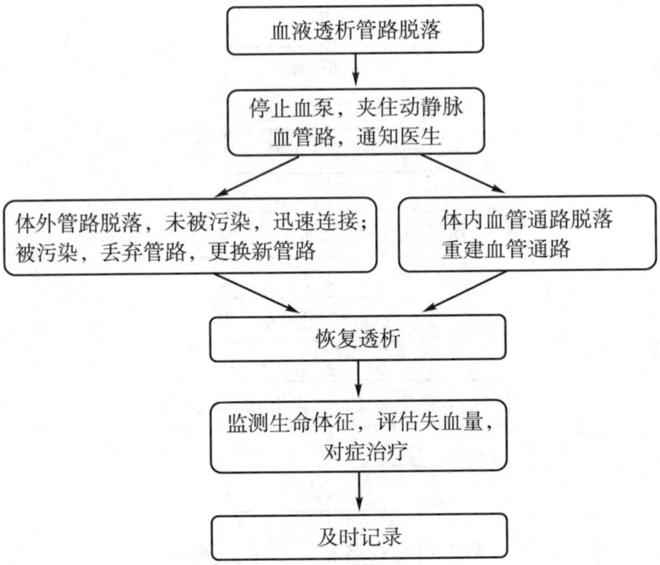

图 7-20　透析中管路脱落的应急预案

二十一、透析中发生肌肉痉挛的应急预案

肌肉痉挛是血液透析中最常见的并发症之一，占透析患者的 10%～20%，特别容易发生在脱水较多及老年患者人群中。

1. 发生原因　超滤过多过快、低血压、血中钙离子偏低、干体重设置不准确、低钠透析液等均可发生肌肉痉挛。

2. 肌肉痉挛的表现　多发生于躯干肌的部位，多表现为足部、小腿部、腹部、胸部等肌肉的痉挛样疼痛，重者疼痛难忍，无法坚持透析。

3. 预防措施

（1）暂停超滤，降低血流速。症状轻者，局部按摩可缓解；症状较重者，给予 50% 葡萄糖 40ml 静推，或生理盐水 100～150ml 静推，或高渗盐水 40ml 静推。

（2）适当提高透析液钠浓度，可提高至 145mmol/L，采用高钠透析或序贯钠浓度透析。

（3）症状持续加重不能缓解者，结束透析。

（4）加强饮食宣教，指导患者控制透析间期体重增长不超过干体重的 5%；每日进水量等同于前一日尿量加 500ml 液体入量。

（5）对于血压偏低的患者，透析时取头低位，适当减慢血流速。

（6）透析过程中，密切观察血压变化，尤其是透析中后期的血压。

（7）积极纠正低钙、低镁和低钾血症等电解质紊乱。

（8）鼓励并指导患者加强肌肉锻炼。

4．应急流程见图 7-21。

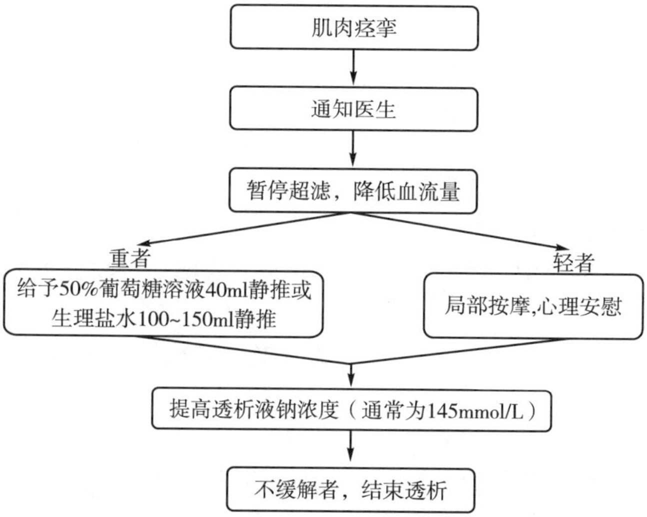

图 7-21 肌肉痉挛的应急预案

二十二、医疗纠纷预案

1．发生原因

（1）医护人员法律意识及自我保护意识不强。

（2）违反医疗护理各项操作规程。

（3）各项规章制度（如岗位职责、查对制度、医疗安全制度等）没有认真履行。

（4）发生医疗纠纷时需封存哪些资料等相关知识欠缺。

（5）在透析前向患者及家属解释不全面，对透析风险未明确告知。

2．处理原则

（1）一旦发生医疗事故争议，不得隐瞒，立即通知科领导，同时报告医务处，并积极采取补救措施，挽救患者的生命。

（2）完好封存现场，包括透析器、管路、透析液、反渗水、血液、消毒液、透析机、穿刺针等。需要检验的立即送检。并有医患双方签字。

（3）由医务处根据患者或亲属的要求、决定封存《医疗事故处理条例》中所规定的病历内容。

（4）对不明原因的患者死亡，应动员家属在48小时内进行尸体解剖，若不愿尸解应做签字或记录。

（5）科领导及医务处共同指定专人接待患者及家属，并由专人解释病情。

（6）当事科室的科领导需在24小时内就事实经过以书面报告形式上报至医务处，并根据要求拿出初步处理意见。

（7）遇患者及家属情绪激动，不听劝阻或聚众闹事，影响医院医疗正常工作秩序者，立即通知保卫处到场，按治安管理原则办理。

3．预防措施

（1）加强法制观念，增强自我保护及保护他人意识，认真学习《医疗事故处理条例》等有关的管理制度。

（2）不断健全并认真落实各项规章制度。

（3）加强证据意识，如透析记录的完整、及时、准确。知情同意、护理风险告知等。

（4）抢救记录应准确、真实，未及时书写的病历应在6小时之内追记，并加以注明。

（5）严格使用一次性透析耗材及卫生部明确规定的可复用透析器，有卫生部的报批手续，对产品的来源、去向、使用有严格的登记制度。

4．应急流程见图7-22。

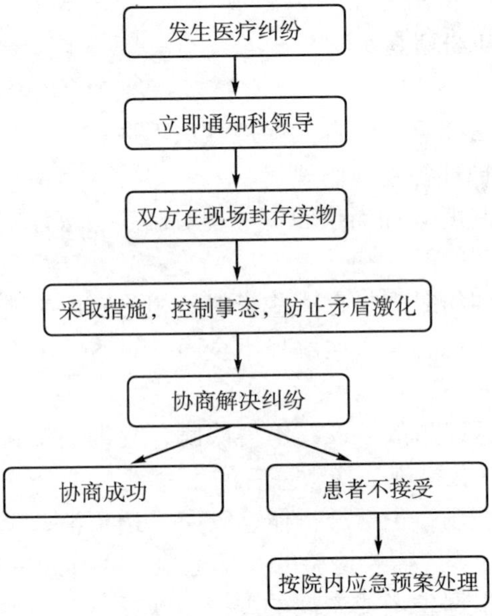

图7-22　医疗纠纷预案

第八章　特殊患者的血液透析技术及护理

第一节　糖尿病肾病患者血液透析技术及护理

糖尿病肾病发展到终末期通常表现为糖尿病肾功能衰竭（糖尿病肾病），是糖尿病患者死亡的主要原因之一。随着经济的不断发展，生活水平的不断提高，糖尿病以及糖尿病肾病发病率逐年增加。据美国肾病数据统计库（USRD）1996年的统计资料显示，糖尿病肾病患者约占终末期肾衰竭患者的第一位；日本的终末期肾衰竭患者中，糖尿病约占35.7%；中国糖尿病肾病约占终末期肾衰竭患者的13.5%。糖尿病肾病血液透析的患者死亡率明显高于非糖尿病肾病的患者。目前，血液透析仍是糖尿病肾病患者最常用的肾替代治疗方法。糖尿病肾病患者在透析时低血压及心血管等的并发症发生率明显高于非糖尿病肾病患者，严密观察患者生命体征的变化，做好各项护理，是确保患者顺利完成透析的前提。

一、糖尿病肾病患者透析时机的选择

糖尿病肾病患者开始透析的时间通常比非糖尿病患者早。肌酐清除率在20ml/min时要考虑做好内瘘，肌酐清除率在15~20ml/min或血肌酐达442~630μmol/L，血清β_2微球蛋白>12.0μg/ml，血清K^+>6.0mmol/L时应考虑进行透析。若患者伴有全身高度水肿、恶心、呕吐，电解质、酸碱平衡紊乱，重度高血压，心力衰竭，意识障碍，重度贫血，麻痹，糖尿病性视网膜病变等，更要尽早透析。

糖尿病肾病患者因低蛋白血症，血肌酐水平通常与肾功能损害程度不一致。当血肌酐>345μmol/L时，病情进展速度比较快，一旦进入尿毒症时期，肾功能损害是不可逆的，并且糖尿病视网膜病变进一步加重。所以建议，糖尿病肾病患者应及早透析可以改善预后，提高其生存质量。

二、透析并发症及护理

1. 低血压　糖尿病肾病的患者与其他原因所致终末期肾衰竭患者相比，更易发生低血压。其主要原因是透析间期体液增加过多；单位时间内超滤率过大；恶心、呕吐引起血容量不足；心脏功能顺应性下降及舒张功能减退；肾性贫血及透析前服用降压药；使用无糖透析液等，导致糖尿病肾病患者在

血液透析时极易发生低血压。

（1）处理

1）定时测量血压。透析中所测量的血压与上机前所测量的血压相比，如果收缩压下降超过30mmHg要考虑有低血压的先兆。

2）在透析过程中，若患者诉心中不适，出现面色苍白，表情淡漠，反应迟钝，全身出冷汗，脉搏细弱，要考虑低血压或者低血糖的可能。

3）低血糖通常发生在透析后1~2小时，通过血糖仪测定可明确诊断，此时测量患者血压可能正常或者降低不明显。明确是低血糖，轻者可协助患者进食饮料及巧克力、糖块等，重者50%高渗葡萄糖20~50ml于透析管路静脉端缓慢注射至症状缓解。

4）若患者在透析中出现顽固性低血糖，可考虑使用含糖（0.2%）透析液。

5）在透析3~4小时患者出现上述症状，则要考虑是超滤过多导致循环血容量不足所致的低血压，暂停超滤，可以快速输入0.9%氯化钠注射液100~200ml，减慢血液流速，症状好转血压上升继续透析，超过500ml不缓解终止透析。

（2）预防

1）透析前正确的评估干体重，控制其液体摄入，在透析间期体重增长应不超过3kg。

2）透析开始时，可使用调钠模式、序贯透析，或二者兼之。透析中超滤要适当，最大超滤率要个体化。

3）采用低温透析，以使外周血管收缩而升高血压。

4）易发生低血压者避免使用低钠透析液。

5）反复出现低血压者不要使用低钙透析液。

6）高血压患者透析时习惯性出现低血压者，透析前应停服降压药，并及时调整降压药用量。

7）与进食有关的低血压患者，透析中不应进食。

8）低蛋白血症者，应补充白蛋白，以维持血浆胶体渗透压。

2．高血压　糖尿病肾病患者透析过程中高血压发生率比非糖尿病透析患者高，约占糖尿病透析患者的50%，高血压多数属于容量依赖性，多数患者达到干体重后血压则会逐渐得到控制，部分患者需要服用降压药。高血压者可以使用肾素-血管紧张素转换酶抑制药、钙离子通道阻滞药及中枢扩血管药物。原则上不用β受体阻滞药，因其会加重诱发心力衰竭，掩盖低血糖反应。

（1）处理

1）透析时采用调钠模式。

2）根据血浆钠浓度调整透析液钠浓度略低于血浆值，有利于钠弥散，减轻水钠潴留。

3）服用降压药时，应从最小剂量开始。

（2）预防

1）积极控制血糖，控制饮食，限制水、钠及热量的摄入，有利于控制血压。

2）准确评估干体重。

3）服用降压药者根据个体情况谨慎选择降压药，透析当天降压药停服一次或减量。

4）服用降压药物的患者要定时监测血压，根据血压情况及时调整降压药，以防降压幅度过大导致低血压。

5）做好患者服用药物的宣教工作。

3. 高钾血症　无尿或者少尿的糖尿病肾病患者与非糖尿病患者相比更易发生高血钾，主要原因是胰岛素分泌不足、组织对胰岛素的不敏感及高血糖时细胞内钾向细胞外转移。预防包括：

（1）透析间期患者若出现口角、四肢发麻等高血钾症状时，要立即就诊。

（2）加强健康教育，告知患者注射胰岛素的正确方法及剂量，在透析前与透析中减少胰岛素用量，或者变更中间型及速效型的比例，可更好地控制血糖。

（3）在饮食上，应严格控制高钾食物的摄入，如新鲜水果、橘子、各种汤汁、紫菜、干果、各种豆类等。

4. 内瘘并发症　糖尿病肾病患者多数存在广泛的血管病变，且免疫功能低下易合并感染，内瘘制作不容易成功，即使成功，内瘘使用寿命也比非糖尿病患者的时间短。糖尿病终末期肾功能衰竭患者动脉－静脉内瘘血管通道2年成活率是80%，3年成活率是68%，人造血管成活率则更低。此外糖尿病肾病患者多伴有高脂血症、低蛋白血症等，血液处于高凝状态，患者内瘘易闭塞，透析中习惯性低血压也容易造成内瘘闭塞。其护理包括：

（1）护理人员须严格无菌操作。穿刺动脉－静脉内瘘时，穿刺区域应严格消毒，铺无菌巾。

（2）护士应提高穿刺水平，尽可能做到一针穿刺成功，禁止反复试穿刺。

（3）对于内瘘条件差的患者，可以选择穿刺水平高的护士进行穿刺，以确保穿刺成功。

（4）拔针压迫穿刺点时，用力应适度，避免用力太大导致内瘘血流不畅，还须防止用力过轻，导致穿刺点渗血。

（5）须告知患者透析后穿刺点保持干燥，以免穿刺点局部感染。若发现内瘘有红、肿、热、痛或震颤消失，须立即到医院检查。

（6）透析24小时后或透析前当日，内瘘穿刺处予以热敷并涂抹喜辽妥软膏，以延长内瘘使用寿命。

5. 视网膜病变　糖尿病肾病患者97%会有明显的视力障碍，严重者甚至失明。视网膜病变是导致视力障碍的主要原因，给患者日常生活带来许多不便，造成严重的心理负担。血液透析虽然不能治愈患者的视网膜病变，但是在控制血糖、血压及透析充分的前提下，可延缓视网膜病变。其护理包括：

（1）患者因失明给生活带来极大的不便，生活起居全靠家人照顾，心理上主要表现为焦虑、恐惧等，医护人员要多关注患者的心理变化。

（2）与患者沟通时，应耐心倾听，认真分析，主动接触患者，要做到尊重和体贴患者，重视患者需求，对患者的合理需求尽可能予以满足。

（3）若伴有眼底出血或者其他脏器有出血倾向者，则须改用无肝素透析或者低分子肝素透析。

（4）指导患者严格控制饮食，按时注射胰岛素，使其认识到控制血糖对延缓视网膜病变的重要性。

6. 营养不良　主要因为血糖控制不稳定，导致糖原异生及肌肉分解，透析不充分，透析液和尿液中蛋白质丢失，长期限制饮食，糖尿病性胃肠病变，多数患者因营养不良导致生存率下降。因此，糖尿病患者应尽早加强营养支持疗法。总热量要保证每日146～167kJ/kg，其中糖类约占50%，优质蛋白约占20%，饱和脂肪酸摄取量要少于10%。主食以淀粉末、淀粉面、粗制米及杂粮为主。选择含糖低的水果、糕点，要放在两餐中间摄取，早、中、晚三餐的热量分配是1/5、2/5、2/5。伴有糖尿病胃轻瘫的患者，因肠管蠕动迟缓，消化吸收减弱，可少食多餐。严格限制钠、钾及液体的摄入。通常钠盐摄入量4～5g/d，钾摄入量少于2g/d，饮水量是当日排出的尿量再加400ml。

三、血液透析中抗凝药的使用

为了避免体外循环管路凝血，血液透析中常规应用抗凝药物。糖尿病肾病患者多合并高脂血症及高血糖，血液处于高凝状态，体外循环凝血概率增加。随着血液净化技术的进步，透析器一次性使用及透析膜生物相容性的改进，抗凝药的需要量与非糖尿病患者无显著差异，抗凝药使用要个体化。通常首剂肝素用量1250～2500U，维持量750～1250U，定期检测凝血情况，并且根据患者凝血情况及时调整肝素用量，以防发生出血危险。尽可能采用低分子肝素抗凝，因低分子肝素更加安全可靠，不良反应少，可以一次性给予4000U并且酌情追加。

四、血糖控制

糖尿病肾病患者血糖很难控制到理想水平。因为透析液中不含糖，透析时血液和透析液之间的溶质弥散作用，导致透析4小时后葡萄糖丢失量是25～30g；伴随着肾功能衰竭，肾对胰岛素的灭活减弱，内源性胰岛素增加；部分降压药干扰糖的代谢；糖尿病胃瘫使胃排空延迟；透析不充分；食欲不佳、进食不规则等使胰岛素的需要量减少；胰岛素剂量未及时调整等。因此，接受血液透析的糖尿病肾病患者极易发生低血糖。

护士要做好疾病知识宣教工作。告知患者胰岛素治疗的重要性，定时监测血糖，有条件的最好使用胰岛素泵进行血糖控制。护士要了解患者的血糖变化及胰岛素使用情况。透析前了解患者进食情况及有无注射胰岛素；透析中严密观察有无低血糖症状，轻者少量进食即缓解，重者50%葡萄糖注射液20～50ml在透析管路静脉端缓慢静注至症状缓解。进食不好的患者透析前停用胰岛素。反复出现低血糖患者需调整胰岛素用量。此外，要注意夜间低血糖的发生。此类患者低血糖时间多发生在夜间11点至凌晨2点之间，轻者只感觉心悸、出汗，能自行缓解，容易被忽视；重者从睡眠中饿醒，进食方能缓解；夜间低血糖后果非常严重，应予重视。使用中长效胰岛素的患者睡前加餐1次，以预防低血糖的发生。

糖尿病肾病患者透析间期体重增长过多与血糖控制不良、夜间频发低血糖有密切关系。有反复低血糖发作史的患者建议改用速效胰岛素，停用中长效胰岛素。

血糖控制水平不应过低，血糖控制目标须根据患者的年龄、生活期望以及治疗情况而定，空腹血糖应控制在8.0mmol/L左右，餐后2小时后血糖控制在10.0mmol/L左右，糖化血红蛋白应在7%以下。

五、预防感染

1. 注意皮肤卫生　因糖尿病肾病患者皮肤的抵抗力较低，极易发生感染，若有伤口，常不易愈合。因此，要保持皮肤清洁，并且选择质地柔软、宽松的内衣。有皮肤感染，应遵医嘱选用抗生素，不能随意在局部用药。

2. 预防上呼吸道感染　防止与肺炎、感冒、肺结核等患者接触，尽可能不去人群密集的公共场所，不要用牙签剔牙，以防损伤牙龈。

3. 预防泌尿系感染　尤其是女性患者，须保持会阴部清洁，尽可能避免导尿，以减少感染概率。

4. 做好足部养护，避免糖尿病足的发生　每天检查足部，并保持足部清洁，促进下肢血液循环，选择合适的鞋袜，要正确修剪趾甲，以防足部外伤。

第二节 老年患者血液透析技术及护理

伴随着全球老龄化，中国也步入了老龄化社会，人均寿命延长，而患各种慢性病的人数也增加，其中老年透析人群占透析总人数的比例也逐年上升。老年人多患有其他慢性疾病，语言沟通障碍、视力障碍、听力障碍，生活自理能力降低，透析中并发症的表现迟缓，反应迟钝，均为血液透析带来很大风险。老年人多独居，经济条件有限，仅靠医保来维持透析费用；缺乏疾病知识、营养知识；行动不能自理者完全依赖家人照顾，焦虑、顾虑较多，怕家人麻烦；造成透析不充分，生存率和生活质量都低。

医护人员应根据老年人的特殊情况，制定合适的透析方案，并密切观察患者血液透析中生命体征的变化，及时发现和处理透析中所发生的各种并发症，使患者能顺利完成透析。此外，除医护人员的关心、照顾外，老年人更需要亲人、家庭、社会的支持和帮助。

一、老年患者透析适应证和透析时机

1. 适应证

(1) 急性肾衰竭：老年人急性肾衰竭预后比年轻人差，因老年人同时伴有其他慢性疾病，发生急性肾衰竭时，容易诱发多器官功能障碍，故及早透析可以降低并发症的发生，提高治愈率。

(2) 急性左心衰竭：患有肾功能不全的患者，若水肿明显、呼吸困难、血压升高，应考虑进行血液透析。

(3) 尿毒症脑病：老年患者若突然有神志、个性的改变，或难以解释的痴呆症状，应进行血液透析。

(4) 各种原因导致的慢性肾衰竭。

2. 透析时机　老年患者何时开始透析，目前没有统一指标。老年患者普遍存在营养不良的现象，所以，检测到的血肌酐和尿素氮与肌酐清除率不成比例。老年患者除了肾病变之外，多伴有其他脏器功能减退，常见的主要有心、脑血管疾病，对水、钠潴留耐受性下降等。要根据患者临床症状、体征以及残余肾功能情况来确定透析开始的时间。通常认为，血肌酐浓度 $>884\mu mol/L$，并且有明显尿毒症症状（例如，水肿明显、高血压、充血性心力衰竭症状），或者有较严重的电解质紊乱（血钾 $\geq 6.5mmol/L$），或者有较严重的代谢性酸中毒（$CO_2CP \leq 12mmol/L$）者均要开始透析。

二、诱导透析

老年患者在诱导透析时，干体重的设定应比一般成人放宽。老年患者体液量的波动范围较窄，易导致体液过多或者脱水状态，有必要准确设定标准

的干体重。首次选用低效率小面积透析器，血流速度应控制在150～180ml/min，透析时间由开始的1.5～2小时，逐渐延长到3～4小时。

三、血管通路及透析模式的选择

选择合适的血管通路进行血液透析，是老年患者血液透析得以顺利完成的前提。因血管内瘘成熟时间需6～8周，老年人还要延长1～2周，故老年患者血管内瘘的建立要尽早进行。在血管条件允许的情况下，应首选前臂行桡动脉与头静脉的吻合。对不能建立自体动脉－静脉内瘘的患者，可以行人造血管建立动脉－静脉内瘘。对不能建立自体内瘘及人造血管内瘘者，可以选用永久性双腔导管插管。对于需要立即进行血液透析的患者可以行颈内、锁骨下静脉或股静脉的单腔或双腔临时插管。

对于伴有较严重的心、脑血管疾病的老年人；行动不方便，生活不能自理者；血管通路建立困难的老年人；征得家属及患者本人的同意，建议行腹膜透析。而血液透析时血流动力学的改变，易使老年人出现各种并发症，导致原有疾病加重，增加死亡的危险，同时血管通路建立及穿刺的困难，易使老年人的悲观情绪加重，影响预后。

四、并发症及处理措施

1. 低血压　低血压是老年透析患者中最为常见的并发症。

（1）诱发因素

1）干体重设置不当，超滤量过多，使患者实际体重低于干体重。此时，组织间液渗透到血管的量则会减少，过多超滤时会导致血容量的急骤减少，进而导致透析中低血压或者透析后低血压的发生。

2）单位时间内超滤率过大，由于患者透析间期体重增加过多，在短时间超滤率过快，循环血容量不足以维持正常血压时，极易导致低血压。

3）透析液钠离子浓度过低。

4）少数患者在透析中进食，胃肠道充血，造成总的外周阻力下降，可能会导致低血压。

5）自主神经功能病变，导致血管对加压刺激的反应降低，不能有效的收缩血管，不能维持血压。

6）心脏功能受损，严重心力衰竭。

（2）处理

1）准确的设定干体重。询问患者近期的饮食情况，若患者诉食欲增加，体重可能会增加，可以适当调高干体重；遇到患者加减衣服时，应准确测量并且作好记录。

2）透析中超滤率设置应适当，有条件者可以根据透析中的容量监测来制定每位患者的超滤量。通常以血容量下降不超过体重的10%左右为准。若患者水、钠潴留过多可以延长透析时间和增加透析次数，以避免超滤率过大。

3）避免使用低钠透析液，透析液钠的浓度≥140mmol/L可以减少血浆渗透压的变化，在透析过程中可以使用可调钠，既可以减少在透析中发生低血压，又可以在透析结束后患者不至于口渴。

4）采用低温透析液，透析液温度可以调至35～35.5℃。

5）贫血患者使用重组的人类红细胞生成素纠正贫血。

6）透析中发生与进食有关的低血压者则透析过程中不能进食。

7）反复发生低血压者，透析前停服降压药。

8）低血压者不使用低钙透析液。

2. 失衡综合征　老年患者在透析时更易发生失衡综合征。透析时血液内的尿素等毒素被快速清除，由于血脑屏障的原因，脑组织及脑脊液中尿素等毒素物质浓度下降缓慢，形成渗透压差，导致水分从血液中向脑脊液方向移动，进而颅压升高；透析不充分，时间间隔过长；透析器的选择与患者不相符，均可以导致老年患者在血液透析时出现失衡综合征。其症状主要有头痛、恶心、呕吐、血压上升或者降低、全身痉挛、四肢震颤、心律失常等。在诱导透析期，血流量应控制在150～180ml/min以内，选择膜面积比较小（0.8m～1.4m^2）的透析器和低效性透析器，使用生物相容性好的透析膜；早期开始透析时，首次透析时间宜为1.5～2小时，每周透析2～3次；以后随着透析次数的增加而适当延长时间等，可预防失衡综合征的发生。

3. 高血压　患者伴有原发性高血压，服用降压药不及时或者药物在透析中被清除，水、钠潴留过多，超滤未达到干体重，使用重组红细胞生成素等均可导致患者在透析间期发生高血压。告知患者及时服用降压药物，控制液体摄入，采用低盐饮食，调整好透析液钠的浓度。对血红蛋白已上升至正常值的患者，重组红细胞生成素可以减量或者暂时停用。经过上述处理，大部分患者的高血压可以得到预防和控制。

透析中出现的高血压，多数由于透析中超滤脱水导致血钠及循环容量降低，刺激肾素－血管紧张素－醛固酮系统，血浆肾素活性增高，从而导致血压升高。通常出现在透析的中、晚期，轻者没有自觉症状，重者有头痛或者恶心、呕吐。对轻中度血压升高者，可以反复交替舌下含服硝苯地平、尼群地平；若收缩血压超过200mmHg、口服降压药效果不理想者，可以静脉滴注硝普钠，通常均能收到良好效果。改变透析方式，如血液透析滤过。

4. 肌肉痉挛　主要的原因是单位时间内超滤过快、过多，透析液温度低，透析液电导度设置不合适，大多发生在透析中、晚期，以下肢为多见，也有少数表现为腹痛、肌肉痉挛性疼痛，持续数分钟或者更长。当超滤过多，低于干体重时，患者症状加重。出现肌肉痉挛，可以减少超滤量，静脉快速输入0.9%氯化钠注射液100～200ml，或静脉推注10%葡萄糖酸钙10ml＋50%葡萄糖注射液20ml，通常症状可以缓解。对反复出现肌肉痉挛者，要重新评估干体重。

5．心律失常　多为透析中离子浓度的改变诱发了老年患者原有的心脏疾病，其次为血透中血流动力学的不稳定。高龄患者在透析过程中极易引起心律失常。患者会感觉胸闷、气促、呼吸困难；心电监护会提示室性心动过速、心室颤动、心房颤动或者心房扑动、房室传导阻滞等波形。发生心律失常时要立即减慢血流量，不超过150ml/min，减少超滤量或者降低超滤速度，同时给予氧气吸入。经过上述处理后再根据医嘱使用抗心律失常药物。症状较轻者可以继续进行透析。如果症状没有缓解且心律失常不能有效控制者，应终止透析。对与心脏本身病变有关，反复发生心律失常者，要考虑改为腹膜透析。

6．营养不良　营养不良是维持性血液透析患者常见的并发症，老年患者营养不良的发生率则更高，一定程度上影响患者生存率与生活质量。导致营养不良的因素主要包括透析不充分、消化功能下降、机体处于微炎症状态、透析中营养物质丢失及摄入不足等。患者出现食欲减退时，可以放宽对盐分摄入的限制，改善饮食内容，加强营养物质的摄入。检查消化系统是否有溃疡、恶性肿瘤；重度贫血也会导致食欲减退；使用促红细胞生成素纠正贫血可以使患者营养状态得到改善。

7．胃肠道出血　老年人胃肠道出血的发生率要明显高于年轻人。Chester报道，70岁以上者发生率是22%，而年轻人只有7%。出血原因以出血性胃炎为多见。透析前要详细询问病史，对有出血倾向的患者，使用少量肝素或者低分子肝素抗凝法；透析结束后，用等量的鱼精蛋白对抗肝素可以预防胃肠道出血。有活动性胃肠道出血者采用无肝素透析法。

8．脑血管意外　老年患者常有脑动脉硬化及血压控制欠佳，在反复使用肝素后极易发生脑血管意外，包括脑出血及脑梗死。主要表现为无法解释的痴呆，持续性头痛，神志改变，严重者出现偏瘫，甚至死亡。高血压患者，要嘱患者定时测量血压，按时服药，进食低盐饮食，严格控制水分的摄入及避免劳累等。对缓慢出现的痴呆患者，护士要观察其行为是否有异常，以防透析过程中出现意外。脑血管意外的患者，使用无肝素透析，透析中要严密观察生命体征及神志、瞳孔的变化，调整好血液流速、超滤量，无肝素透析时要做好各压力的监测，防止体外循环的凝血。建议做CRRT治疗。

9．肿瘤　对合并有恶性肿瘤的患者，其预后比较差。由于肿瘤对各个脏器的侵袭，患者已处于衰竭状态，此时患者常常会丧失生活信心。在透析中除做好心理护理外，应严密观察患者生命体征的变化，警惕患者在透析过程中突然出现心跳呼吸停止。

10. 感染 老年患者其本身免疫功能低下，存在营养不良、贫血以及透析不充分等情况，可以使患者机体防御功能逐步下降，极易发生感染性并发症，发生率仅次于心血管的并发症。多见于呼吸系统、泌尿系统感染以及血管通道的感染，是透析患者死亡的重要原因之一。败血症的主要来源是留置静脉导管感染。

五、护理

1. 环境准备 病房保持安静，空气新鲜，患者换班时要开窗通风，每日空气消毒两次，地面用84消毒液每天擦拭2～3遍，温度设定在20～24℃之间，相对湿度在50%～60%之间。有条件的血液净化中心可以配备空气层流功能设备。

2. 用物准备 透析时所用物品均为一次性用物。穿刺时要铺无菌巾，戴手套。床单位应保持清洁、整齐。有条件的医院，被套、床单可以做到专人专用，否则要一人一用一更换。

3. 准确测量体重 老年患者的记忆力减退，换季时加减衣物可能在测体重时出现误差，护士要协助患者准确测量体重，并及时记录。

4. 心理护理 老年人在面临某种较大疾病时，常常会表现为悲观、无价值感与孤独感。由于儿女们的独立或者远离，经济收入减少，活动效率降低及自我形象改变，部分患者可能出现心理方面的问题，表现为焦躁或者抑郁。老年透析患者突出的护理要求是被重视，受尊敬。所以，护士要仔细向患者及家属介绍有关血液透析的基础知识，透析的重要性，使患者了解血液透析的意义以及注意事项，以利于配合医护人员顺利完成透析治疗。透析过程中应多巡视，多与患者进行交流与沟通，鼓励患者树立战胜疾病的信心。并耐心倾听患者在透析过程中的主诉，尽可能满足患者的心理需求。

5. 血管通路护理 老年患者血管条件较差，血管细、管壁薄、内瘘成熟不够，不容易固定。所以新内瘘穿刺要由操作熟练的护士进行，做到一针穿刺成功。要详细告知患者内瘘的自我护理，每日触摸震颤，若发现震颤减弱或者消失，立即与血液净化中心医护人员联系，尽早处理。老年患者深静脉留置导管穿刺要预防穿刺处渗血及感染。老年患者往往体弱多病并伴有营养不良，所以伤口不易愈合。为预防穿刺处渗血，穿刺前常规检查出、凝血功能，询问有无血液病史。渗血可通过分析出、凝血功能，观察皮肤松弛程度，穿刺口与导管接合情况等寻找原因。要根据病因采取相应的预防治疗措施，如局部按压穿刺口，穿刺处可以用荷包缝合，防止导管松动，限制同侧肢体活动等，均能有效预防导管穿刺口渗血。进行上机、下机操作时导管处要严格消毒，以预防可能出现的导管相关性感染，观察缝线有没有脱落，要妥善固定好导管，动作轻柔，做好卫生宣教工作。

6. 病情观察　老年患者常常合并有其他慢性疾病，加之患者对不良反应的敏感度降低，所以患者不能及时准确地陈述自己的不适。在透析过程中，护士应多巡视，多询问，多观察。对病情重者要给予心电监护及氧气吸入等。对经常出现低血压的患者，要将其安排到护士易观察到的透析位置，以便及时发现问题，及时处理。神志改变或者躁动的患者要有专人守护，必要时用约束带固定肢体，以免血液管路被拔出。透析中需要输血、输液时，调整好速度，注意药物的不良反应，液体输完后及时撤掉，以免空气进入体循环，引起空气栓塞。

7. 饮食护理　老年透析患者易出现营养不良。提高老年透析患者生存时间和生活质量，其合理膳食则显得尤为重要。老年人因消化功能下降，活动量减少，因而进食量也减少，可适当放宽对饮食的限制要求。饮食宜清淡、易消化，可进食自己喜欢的食物，少食多餐，保证热量的供给，提供优质蛋白，鱼类蛋白比肉类好，尽量选用含磷低的蛋白或及时服用降磷药。一日的总热量约146kJ/kg（35kcal/kg），蛋白质1.2g/kg，以优质蛋白为主，其余的热量由糖及脂肪补充。若患者无高血脂及动脉硬化，则动物性脂肪不需过分限制，一方面可以提高食物的口感，增加蛋白质以及热量摄入，另一方面可以适当增加皮下脂肪，减少皮肤干燥所致的瘙痒症。透析后，水及钠盐限制可以适当放宽，以增强食欲。水果要适当控制，以防高钾血症发生。

六、老年患者血液透析充分性

透析充分性是指患者在经过血液透析后，有效清除尿毒症毒素，维持水、电解质酸碱的平衡，维持良好的营养状态，血红蛋白上升，贫血得到改善，减少并发症的发生，患者的生活质量得到提高，延长寿命，降低死亡率。老年透析患者因为血管通路、心脏病变及经济方面等原因，且透析中并发症发生率高，常存在透析剂量不足，易出现透析不充分。若透析不充分，毒素得不到有效清除，则患者生存率极低。所以，确保足够的透析时间，或者增加透析频度，达到有效的血液流速，可以使老年患者达到透析充分性。

七、老年透析患者的生存质量及死亡原因

1. 生存质量　老年透析患者的生存时间要明显低于青年患者。据文献报道，老年透析患者3年生存率约50%。近年来随着血液净化技术的提高，透析膜的改进，水处理机的更新，患者存活期也有所延长。

影响老年透析患者的生存质量因素有：

（1）开始透析前的全身状态。若老年患者同时合并有其他脏器的病变，则死亡率较高。

（2）透析的充分性以及合理的营养供给。

（3）亲情和社会的支持。老年患者90%以上会伴有视力障碍，听力障碍，痴呆症或者行动障碍，再加上疾病的困扰，多数老年患者生活不能自理，绝大多数依赖家人及医护人员的帮助，家属的不离不弃，是患者最大的心理安慰，有亲人的陪伴和支持的老年患者，生存期则明显延长。国家的医保政策为大多数患者解决了经济问题，使得患者得以继续维持透析。

2．死亡原因

（1）心血管疾病：占患者总死亡率的1/3以上，是老年透析患者最主要的死亡原因。

（2）感染：占老年透析患者死亡的第二位，常见的感染部位主要有肺部感染、泌尿道感染、瘘管或者导管相关性感染。

（3）脑血管意外：高血压、动脉粥样硬化、肝素的多次使用是发生脑血管意外的重要因素。

（4）营养不良：老年患者大多消化吸收能力减弱，蛋白质的吸收和利用能力降低；另外，独居、饮食单一、缺乏营养知识等都会造成营养不良。即使增加透析频率，其食欲减退也无法缓解。营养不良的老年患者肿瘤发病率也高于年轻人，死亡风险随之加大。

第三节　儿童血液透析技术及护理

儿童由于解剖、生理特点以及血管通路的特殊性，体重小于20kg的患儿通常首选腹膜透析。近10年来，随着血液透析技术的发展以及设备的改进，血液透析已经被广泛用于治疗儿童肾衰竭。儿童心理承受能力非常低，血液透析对于儿童心理及生理均会产生非常大的影响。但是及时、充分透析与患儿预后密切相关。因此，血液透析过程中的护理显得至关重要。

一、儿童透析指征

小儿肾衰竭后是选择腹膜透析还是血液透析，要根据患者具体情况进行选择。通常来讲，年龄小于5岁，体重小于20kg的患儿，只要无脐疝、膈疝或者腹壁缺陷，首选腹膜透析。6岁以上儿童建立血管通路较方便，可以选择血液透析。具体选择何种方式，要根据患儿年龄、体重、经济条件、医院设备等确定。

1．慢性肾衰竭患儿透析指征

（1）血肌酐：年长儿童 $>884\mu mol/L$，婴儿 $>442\mu mol/L$。

（2）血清钾 $>6.0mmol/L$。

（3）$CO_2CP<10mmol/L$，或者血磷 $>3.23mmol/L$。

（4）严重代谢性酸中毒、心力衰竭、高血压及严重水肿。

（5）严重肾性骨病、营养不良及生长发育迟缓者，均要及时透析。

2. 紧急透析指征

（1）严重高血钾症，血钾≥6.5mmol/L，或有严重心律失常。

（2）药物不能纠正的代谢性酸中毒。

（3）利尿药治疗无效的体液过多所致高血压、充血性心力衰竭或者脑水肿。

（4）尿毒症性脑病。

（5）低钠高磷血症。

（6）尿素氮≥53.6mmol/L。

（7）急性中毒。

（8）少尿或者无尿达3日以上。

二、血管通路

小儿血管细、小且短，所以对于年龄较小，血管条件欠佳者，通常不主张直接穿刺动脉。由于患儿不合作，穿刺难以成功，极易发生血肿；即使穿刺成功，患者制动困难，也难以达到理想的血流量。建立血管通路时应首选股静脉单腔或双腔置管，此项穿刺操作简单、风险小且成功率高，缺点是插管后患者活动受限制，并且有感染风险。较大患儿也可选用颈内静脉或者锁骨下静脉，但是穿刺技术要求高，风险大，误穿有可能导致血胸、气胸。慢性肾衰竭需长期维持血液透析者，可以选用动脉、静脉内瘘，常用血管是桡动脉－头静脉相吻合，内瘘成熟时间要比成人长，需要6个月。

三、透析器和管路选择

选择合适的透析器以及管路，可减少患者在透析过程中并发症的发生。小儿透析时要选择膜面积小、低顺应性、高超滤系数的透析器。要选择血液管路血容量少的管道。透析器及血液管路容量不得超过患者总血容量的10%。患儿最初几次透析，透析器尿素清除率要控制在1.5～2ml/(min·kg)，以后尿素清除率可以达到3ml/(min·kg)，避免失衡综合征的发生。通常情况下，体重<20kg者选0.2～0.4m^2膜面积的透析器，20～30kg者选0.4～0.8m^2的透析器，30～40kg患者选0.8～1.0m^2的透析器，体重超过40kg者可以选用成人透析器及血液管路。临床上若没有适合小儿的小面积透析器和血液管路，在透析前可以预充血液或者血制品预防患儿因血容量不足出现的不适。

四、透析方案

1. 抗凝药　常规用肝素，首次用量为0.25～0.5mg/kg，维持量为0.1～0.25mg/(kg·h)，透析结束前30分钟停用肝素。低分子肝素剂量：

体重低于15kg者用1500U，体重15～30kg者用2500U，体重30～50kg者用4000U。对有出血倾向者应减少肝素用量或者在透析后可以给鱼精蛋白中和残余肝素。鱼精蛋白剂量是使用肝素总量的一半。对活动性出血者要使用无肝素透析。

2．血流量　根据临床实际情况而定，应根据小儿的年龄将血流量控制在50～200ml/min，最低要达到30～50ml/min。

3．透析液量　选择碳酸氢盐透析液，透析液流量通常是500ml/min，婴幼儿是250ml/min。

4．透析频率　急性肾衰竭者一般每日1次，每次持续3～4小时。慢性患者通常每周2～3次；有时也需要隔日1次，因患者处于高代谢状态，每次应持续4小时，充分透析能够改善患儿营养不良的状况。

5．超滤量　小儿超滤量应不超过体重的5%，婴幼儿应不超过体重的3%，或者除水速度<10ml/(kg·h)。

五、血液透析并发症及护理

小儿肾衰竭时在透析过程中常见急性并发症主要表现为透析中低血压、低体温、失衡综合征、心力衰竭以及肺水肿。慢性并发症主要表现为肾性骨营养不良、贫血及高血压。

1．低血压　小儿由于体积小，循环的血容量不多，透析时由于短时间内将血液引入血液管路以及透析器，或超滤过多过快，导致外周循环容量不足而引起低血压。要根据患儿体重选择合适的透析器及血液管路，避免过多的血液在体外循环造成循环血的容量不足。透析机旁最好配备容量监控装置。对循环血容量不足或者相对不足患者，可以预冲血液制品于透析管路中。透析间期控制液体摄入，以免超滤过多导致低血压。发生低血压时可以快速输入0.9%氯化钠注射液100ml或者50%葡萄糖溶液40～60ml，必要时使用升压药或者提前终止透析。

2．低体温　透析操作中身体的暴露较多、体外相对较多的血容量以及较长的体外血路使散热过多，透析液温度低于37℃时可以引起动脉、静脉血管收缩而导致患儿体温下降。须将室温调至28℃，透析液温度调至38℃。注意给患儿保暖。经采用上述措施，体温大多可以逐渐恢复正常。

3．失衡综合征　失衡综合征是在血液透析过程中或者血液透析结束后出现的一组以神经、精神系统为主要症状的严重急性并发症。发生原因尚不完全清楚，可能与患儿透析前尿素氮升高明显，或使用大面积高效能透析器，溶质迅速清除，酸中毒纠正过快，导致血液及脑组织渗透压梯度以及pH值急剧变化，血液中的水分向脑组织中转移，造成脑水肿或脑脊液压力增高。通常出现在透析开始30分钟左右，主要表现为头痛、恶心、呕吐、烦躁不安及寒战等。使用小面积透析器、早期透析、减慢血流量至80ml/min以下，可以减少溶质的快速清除，预防失衡综合征的发生。对透析前尿素氮及肌酐较高或者透析间隔时间较长者，可以增加透析频率。若患者出现恶心、呕吐、头痛甚至抽搐，可以静脉滴入甘露醇1g/kg，在透析开始1小时内滴入或提高透析液葡萄糖的浓度。

4. 心力衰竭及肺水肿　主要表现为皮肤苍白或者发绀，脉搏快而弱，呼吸困难，咳粉红色泡沫痰。原有心肺功能不全等器官多功能障碍的患儿极易并发心力衰竭以及肺水肿，多为透析过程中输液、输血速度过快或者结束时回血过多、过快所致。一旦发生心力衰竭或者肺水肿，可采用单纯超滤，能够迅速有效地脱水，使急性肺水肿以及心力衰竭得到及时控制。

5. 肾性骨营养不良　儿童透析患者继发甲状旁腺功能亢进所致的高转运骨病发生率比成年人更高，所以要经常监测患者血清钙、磷及甲状旁腺激素的水平，应及时调整钙的摄入以及活性维生素D用量，血钙要保持在2.6～2.8mmol/L，婴幼儿活性维生素D的用量在0.1～0.2μg/(kg·d)之间，学龄儿童为0.5μg/d。磷的摄入量婴幼儿应限制在300～400mg/d，学龄儿童限制在500～1000mg/d。

6. 贫血　患儿由于严重的营养不良时，贫血程度要比成人严重。治疗上主要是使用促红细胞生成素治疗贫血，并给予铁剂治疗。通常情况下不主张输血，以避免发生丙肝或者人类免疫缺陷病毒等传染性疾病。

7. 高血压　血液透析患儿中，多数高血压与透析过程中液体清除不充分和未能严格限制钠和液体的摄入有关。治疗可针对具体情况进行饮食和心理指导。必要时给予药物治疗，用药剂量与年龄相适应的目标血压进行调整，并经常重新评估。

六、血液透析护理

1. 心理护理　患儿对特殊的治疗环境及工作人员存在陌生感、对疾病缺乏认识、对治疗过程及预后过度担心、透析时对穿刺疼痛惧怕等均可对其造成很大的心理压力。患儿患病后，自理能力较差，依赖父母以及医护人员的程度更严重，护理人员的第一印象直接影响患者的心理状态。所以，应以热情诚恳的态度迎接患儿，语言亲切，态度和蔼，面带微笑。应营造一个轻松的治疗环境，对于患儿心理调节起着良好的作用，对于治疗环境产生安全感，使其能够静下心来接受治疗，并且自愿接受和遵守透析室的制度及要求。同时向患儿家属解释血液透析的目的、费用、方法、注意事项及可能发生的并发症，应让家属了解血液透析的有关知识，进而取得家属的理解与配合，签署知情同意书，同意接受治疗。医护人员应鼓励家长共同参与心理护理的实施，多给患儿关爱，使患儿在治疗过程中得到心理安慰，应鼓励他们勇敢面对生活及学习压力，适当参加体育运动，增强战胜疾病的信心。对于年龄较大的患儿可告之疾病的有关知识及血管通路的护理。做好血液透析患儿的心理护理，不但可以消除患儿心理障碍，还可以提高患儿接受治疗的顺应性，使他们掌握一些透析前、中、后的注意事项以及并发症的预防和护理知识，提高生活质量。对学龄儿童，应合理安排透析时间，鼓励他们和同龄儿童一样顺利完成学业。

2. 生命体征监测　要随时观察患儿病情的动态变化。对病情危重者，应给予心电监护、给氧。要密切观察患儿神志、瞳孔、肢体活动及尿量变化，监测发热患者体温。为避免低血压的发生，透析前给予新鲜全血、血浆或者白蛋白作为预充液，再行血液透析。密切观察患儿的病情变化，做好并发症预防与处理。

3. 体外循环护理　应严密观察血液管路里血液的颜色及有无血凝块，管道连接处是否牢固。应熟练掌握机器的性能。调整好血液透析血流速度，并准确设置脱水量及抗凝剂量，并且根据医嘱随时加以调整。监测动脉压、静脉压及跨膜压。一旦机器出现报警，要根据提示及时查找原因，迅速有效地处理报警，并保障机器正常运转，防止管路及透析器凝血。

4. 静脉导管护理　严格无菌操作，妥善固定导管，每日常规换药，保持导管口敷料干燥，避免体液污染导管口。保持导管通畅，防止血凝，每次治疗结束后应用肝素 25mg 加 0.9% 氯化钠注射液 3ml 封管，下次治疗时抽出管腔内肝素以及血凝块，确定导管内无血栓并且畅通后再进行治疗。若管路发生栓塞，可以用尿激酶 1 万 U 加 0.9% 氯化钠注射液 3ml 注入导管内溶栓，保留 15～20 分钟后抽出，并应保持插管的位置良好，以确保充足的血流量。烦躁者予以适当约束。应特别注意神志不清的患儿，避免其意外将导管拔出导致大出血的可能。

5. 做好消毒隔离，防止交叉感染　患儿抵抗力低时易继发各种感染，因此，应做好严密的消毒隔离工作，严格限制家长探视时间。室内空气及地面每日消毒 1 次。应及时更换污染的被褥、衣裤，勤洗手。嘱患儿注意口腔、尿道口的清洁，并定时更换各种引流袋。

6. 惊厥的护理　血液透析患儿在透析过程中如发生抽搐，应首先用纱布包裹压舌板置于患者上下磨牙之间，防止舌被咬伤。及时吸去咽喉部分泌物，将其头部偏向一侧，防止吸入分泌物和呕吐物窒息。同时给予吸氧、止惊等处理。

7. 饮食指导　长期透析患儿由于生长发育快，营养要求高，蛋白质摄入不足及透析中蛋白质丢失，极易造成营养不良。可以根据患儿口味变换饮食种类以确保患儿营养。要根据患儿年龄、性别及运动量来设定营养需求：透析小儿所需热量是 167～251kg/(kg·d) [40～60kcal/(kg·d)]，婴儿达 418kg/(kg·d) [100kcal/(kg·d)]。蛋白质需要量占总热量的 8%～10%，蛋白质需要量为 1.2～2.5g/(kg·d)，要给予含必需氨基酸的高价生物蛋白。对于无尿患儿要严格控制液体摄入。

第九章 透析患者的健康指导

血液净化技术发展迅速，维持性透析患者的治疗周期一般较长，患者长期带病生存。研究显示，患者自身的自我管理行为会直接影响到治疗的效果与预后。因此，透析护士应不断增强自身的业务素质，提高健康指导技能，帮助患者获得与治疗护理相关的知识以及保持健康的能力，减少透析并发症的发生，延长患者生存时间，提高患者生存质量。

第一节 健康指导方式

对透析患者进行健康指导的方式有多种，护士应根据患者年龄、个性、文化程度、职业特点、信念价值以及患者对疾病的认知、接受能力等方面的差异，进行不同方式的健康指导，以保证健康指导的效果。

一、讲解

口头讲解是最基本也是最主要的教育方法，可以分为主动讲解和被动讲解。主动讲解指护士根据标准教育的内容主动向患者宣传，适用于透析过程中针对患者个体存在的问题实施健康教育内容，例如，新患者透析中的注意事项、通路护理的基本常识、维持干体重的重要性；被动讲解指患者提出问题，护士针对性地作出解释，适用于所有的患者，尤其是新患者以及需要个别指导的患者。这种健康教育形式贴近患者，在时间安排上灵活方便，护士可在血液透析治疗过程中与患者交流，必要时还可重复进行。

二、宣传

对患者重要但又容易忘记的健康教育内容，例如，水平衡维持的方法、饮食及药物知识、血管通路的自我维护等，可采取宣传栏、宣传卡片、图文手册及实物陈列等形式达到教育效果。该方法有利于患者反复强调、重复记忆。图文宣传要注意图表简单明了，以满足低文化层面的患者教育需要。

三、播放视听材料

在透析治疗期间可利用电视、幻灯、投影以及广播等进行健康教育，适用于宣传带有共性的健康教育内容，如血液透析基本原理、常见并发症以及防治。有条件的透析单位也可以将重要的健康教育内容制成 VCD 后发放给患者。

四、示范训练

示范训练适用于与自我护理技能有关的教育内容。例如，血压的测量方法、内瘘通畅性的监测、内瘘穿刺点的正确压迫与出血的处理等。示范训练可采用护士－患者、护士－家属、家属－患者、患者－患者等形式实施。

五、讨论病案

对于一些对患者有特殊教育意义的个案，可采取由医师、护士、患者甚至家属参与的讨论。例如，由于未按照透析处方定时透析导致病情变化甚至危及生命的情况。让有过相同经历的患者现身说法，并且组织其他患者、家属进行讨论，在医师、护士的指导下重新建立正确的依从关系。这种健康教育方式能够起到事半功倍的作用，但是受到时间和场地的限制，可采用3个月集中讨论一次的方式，也可是肾友会的特别专题。

六、随访

透析中心与患者之间要互留有效的电话联系方式，工作人员可对患者进行随访，当患者遇到病情变化或者其他问题时，也能够及时得到指导和帮助。

第二节　健康指导内容

对透析患者进行的健康指导应系统、连续而有针对性。护士应根据患者处在不同的透析阶段（首次透析、诱导透析、维持透析）由浅入深地实施健康指导，以保证指导效果。

一、首次透析患者的健康指导内容

首次透析的患者由于不了解血液透析治疗及对治疗费用的担心，多数会产生恐惧、焦虑心理，甚至会拒绝血液透析治疗。这部分患者健康教育的重点则是心理支持。

1. 透析前访视　对首次接受透析治疗的患者，在得到预约透析的医嘱后，由血液透析骨干层护士对患者进行透析前的访视，向患者讲解血液透析的基本原理、血液透析的治疗过程、设备的安全性监控功能等，必要时可以让患者到血液透析中心参观，与血液透析中心的患者交流，以消除患者对血液透析治疗的陌生感与恐惧心理，进而能够顺利进入治疗。由于无法预约需急诊透析的患者，可以由治疗单元的主管护士根据患者病情简单向患者介绍透析的原理。病情危重、昏迷的患者可以向家属进行相关内容的宣传教育。

2. 治疗前的健康指导

（1）介绍环境及规章制度：患者进入血液透析室，护士要主动进行环境介绍。①清洁区、半污染区、污染区的划分；饮用水及卫生间的位置；拖鞋或者鞋套的放置点、安全通道的位置等；②向患者介绍保持室内整洁安静、限制陪伴或者探视的意义；③指导患者要换鞋后进入透析室，陪护在接待室等候。

（2）了解设备情况：向患者简单介绍中心拥有的设备情况，例如，血液透析机、水处理机、复用机等以及设备的安全监控性能，消除患者的恐惧心理。

（3）讲解透析流程

1）透析前评估：正确测量体重，测量生命体征，并且由透析医师进行体检。

2）制订当次透析计划，并且进行透析治疗。

3）治疗结束：测量体重及生命体征，由医师进行体检并且评估是否达到预期透析目标。

4）预约下一次的透析时间。

（4）血管通路的相关指导

1）动脉、静脉直接穿刺：如果需进行动脉、静脉直接穿刺，要告知患者因操作可能会造成血管损伤及出血、血肿、假性动脉瘤等并发症。操作前要签署知情同意书，并且告知患者及时建立其他血管通路的意义。

2）动脉－静脉内瘘穿刺：为确保有效的体外循环血流量，血液透析治疗时应多采用 16G 穿刺针对动脉－静脉内瘘血管进行穿刺。因为疼痛，首次进行动脉－静脉内瘘穿刺的患者可能会对透析治疗产生恐惧、不配合的心理。因此，护士要重点关注如何减轻疼痛，有条件的患者可在穿刺前 30～60 分钟在穿刺局部涂擦复方利多卡因乳膏，要安排技术熟练的骨干护士操作，尽可能一次穿刺成功。

3）临时性深静脉置管：对于需建立临时性深静脉置管的患者，要作好围手术期健康教育。由配合手术的护士向患者简单讲解导管置入的方法及配合要点，协助患者取好体位，并且尽量陪伴在患者身边，以缓解患者紧张、恐惧的心理。

3．治疗中的健康指导

（1）血液透析基本知识：应由主管护士向患者讲解血液透析的目的、血液透析机及透析器的结构与功能，消除患者的恐惧心理。并告知患者定期透析的重要性，让患者严格遵照医嘱执行透析治疗。

（2）体位：血液透析时不正确的体位可能会导致血流量不足、患者肌肉疲劳。护士要指导患者采取正确、舒适的体位，确保治疗的顺利进行。

（3）注意事项：交代治疗过程中的注意事项，例如，避免牵拉血管通路管、避免进食过多、如有不适及时告知医护人员。护士应加强巡视、主动关心患者，让患者感到安全。

4．治疗结束的健康指导

（1）血管通路自我护理要求

1）动脉、静脉直接穿刺：为了避免穿刺部位出血，穿刺点局部压迫2小时以后逐步放松，放松时应先静脉后动脉，注意观察有无出血、肿胀。创可贴应在24小时后揭下，在此期间穿刺处要保持清洁、干燥，以防感染。

2）临时性深静脉置管：注意个人卫生，保持局部敷料清洁、干燥，严禁淋浴，插管处若有出血、红、肿、热、痛、敷料脱落、污染等情况，要及时处理；患者要着宽松衣物，卧位时不得压迫导管；置管后要保证每周至少2次的换药、封管，以防局部感染；留置部位在颈部的患者不可以用力扭转头部，尽可能穿对襟上衣，以防牵扯导管，导致脱出。一旦发生导管滑脱，要立即压迫止血，并且通知医师处理；行股静脉置管的患者，嘱其减少置管下肢的活动，该下肢弯屈不可超过90°，并且注意保持会阴部清洁；原则上留置导管时仅用透析治疗，通常情况下免作他用，如采血、输液等。

3）动脉－静脉内瘘：治疗结束后，穿刺部位应局部压迫30分钟（因个体差异，压迫时间可能不同），之后逐步放松弹力绷带，放松时要先静脉后动脉，注意观察有无出血、肿胀，若出现出血、肿胀，要立即按压穿刺点，并且通知护士进行处理。创可贴24小时后揭下，在此期间穿刺处要保持清洁、干燥，以防感染。

（2）其他自我护理知识：对于首次透析的患者，若存在高钾血症，还应进行饮食指导，宣教患者勿进食含钾高的食物，如蘑菇、海菜、豆类、莲子、卷心菜、榨菜、香蕉、橘子等。教育患者识别高钾血症的表现，一旦出现心率减慢、四肢以及口周感觉麻木等症状，要及时告知医务人员。

二、诱导透析期患者的健康指导内容

诱导透析期是指血液透析的患者由进入治疗过渡到规律性透析的过程。诱导透析需要循序渐进，一般是2周左右。本阶段患者由于对疾病认识上的限制及对透析过程中的不良反应可能不耐受，易产生紧张、焦虑、恐惧的心理；还有部分患者以及家属对治疗期望值过高，当治疗没有达到预期目标产生消极、急躁的心理。健康教育的重点是心理疏导、血液透析即刻并发症的主动预防、部分饮食的指导，同时进一步巩固上一阶段健康教育的内容。

1．心理疏导　护士要通过健康教育使患者以及家属对血液透析适应过程的了解增多，并且在治疗过程中加强巡视，及时妥善处理机器报警及可能导致并发症的原因，耐心解答患者提出的问题，以缓解患者的不良情绪、增强其信心，顺利的渡过诱导透析期。

2．血液透析即刻并发症的防护　血液透析即刻并发症主要包括低血压、失衡综合征、肌肉痛性痉挛、首次使用综合征、心律失常、出血、头痛、凝血、恶心与呕吐等。由于在诱导治疗期间即刻并发症的发生比较普遍，透析患者对自己在治疗期间的变化也较敏感，护士要加强巡视，提高观察能力，并且将患者可能发生并发症的原因、表现，有效的预防措施与治疗方法告知患者，要鼓励患者主动向医务人员反映自我感觉，以便及时发现、治疗并发症。

3．饮食指导　患者食欲差的情况在诱导透析期尚未得到完全改善，本阶段的饮食指导要根据患者情况进行重点内容的教育，如高血压、水肿或者血钠较高者，应限制钠盐摄入、维持水平衡；少尿或者无尿的患者及血清钾升高的患者应控制钾的摄入，以免高钾血症发生。

三、维持性透析期患者的健康指导内容

维持性血液透析患者治疗周期漫长，为了确保透析效果，不但要定期监测透析充分性的相关指标，还要对患者在饮食、活动方面严格要求。随着病情的反复、治疗费用增加，患者常常会有抑郁、焦虑等情绪的波动，甚至出现放弃治疗的想法。护士要为其建立系统的健康教育计划，使患者逐渐了解维持性血液透析治疗期间的行为规范，帮助患者树立重建健康生活的信心。本期患者健康教育重点是干体重的概念与干体重的维持、饮食指导、用药指导、血液透析远期并发症的防护、血管通路的远期维护、定期主动与被动监测的意义、休息与锻炼的方法等。

1．干体重　干体重不但是医护人员确定超滤量，选择透析器和确定透析时间的重要依据，还是提高患者生活质量的保证，要让患者掌握干体重的定义及干体重的判断标准。

（1）干体重的定义：血液透析的目的之一是清除体内多余的水分，临床上以干体重为标准，也称“目标体重”。其定义是水在正常平衡条件下的体重，表明患者既没有水潴留，也没有脱水时的体重，也就是血液透析结束时希望达到的体重。

（2）干体重的判断标准

1）面容：没有眼睑以及面部水肿。

2）症状：没有呼吸困难，没有颈静脉怒张，没有肝大，双肺没有湿性啰音，没有哮鸣音。

3）血液透析后血压基本正常。

4）胸部X线片示心影不大，肺野清晰，没有胸水征。

5）超声心动图示心脏大小正常。

（3）对维持干体重的行为规范

1）透析间期应每日定时自测体重，确认自身的干体重情况，根据体重的变化情况调整水分的摄入。测量要注意最好固定在清晨起床并且排尽尿便后，排除饮食、衣服的影响。

2）使患者了解进液量与体重的关系，纠正患者的不良饮食习惯，如避免摄入含水量多的稀饭、面条等。并且注意体重在两次透析间期的增加不超过干体重的3%~5%。

3）使患者了解水平衡与远期心血管并发症的关系，尽量避免水负荷过重引起的心力衰竭、高血压、肺水肿及透析过程中因大量超滤而出现的低血压、呕吐、肌肉痉挛等症状。

4）注意营养状态改善后的干体重的变化，透析患者的干体重与正常人的体重一样，长期摄入的热量大于消耗的热量，干体重就会增加，反之则降低。因此，要指导透析患者摄取足够的热量，并且根据干体重的变化调整透析脱水量及透析间期保持水平衡的措施。

2. 饮食管理　营养状况是影响维持性血液透析患者预后的重要因素，直接影响患者的生活质量及生存率，医务人员要让患者了解饮食控制的重要性。

（1）饮食原则：高热量、优质蛋白、高钙低磷、低盐低钾，控制水分摄入，补充适量水溶性维生素。

（2）摄取足够的蛋白质和热量：根据患者每周透析次数来决定蛋白质的摄入量。每周透析2次的患者，蛋白质的摄入量应在1.0~1.2g/(kg·d)，每周透析3次的患者，蛋白质的摄入量应在1.2~1.5g/(kg·d)。蛋白质的种类以富含人体必需氨基酸的动物蛋白为主，如牛奶、鸡蛋、瘦肉、鱼肉等。热量摄入充足可防止组织蛋白质的分解，提高蛋白质的利用率。每日热量的供给应在125.6~146.5kJ/kg（30~35kcal/kg）。若患者极度消瘦或者过度肥胖总热量要适当增减。每天饮食中糖类应占60%~65%，脂肪应占35%~40%。

（3）限制钠盐的摄入：血液透析患者要减少盐的摄入，钠盐的摄入要控制在3~5g/d。有严重高血压、水肿或者血钠较高者，每日钠入量要限制在2g以内。

（4）限制钾、磷的摄入：钾的摄入要根据尿量、血清钾而定。通常每日摄入量为2~2.5g，慎用含钾高的食物，如蘑菇、海菜、豆类、莲子、卷心菜、榨菜、香蕉、橘子等。磷的摄入最好限制在每日600~1200mg，避免食用含磷高的食物，如蛋黄、全麦面包、内脏类、干豆类、硬核果类、奶粉、乳酪、巧克力等。可通过改变烹饪方法来减少食物中钾及磷的含量，如绿叶蔬菜先浸泡30分钟，过沸水后再炒；土豆等根茎类蔬菜，可以去皮切薄片，浸水后再煮；鱼肉等先水煮再进一步烹调，避免食用汤汁。

（5）维持水平衡：液体摄入量包括饮水量及固体食物、药物等所含的所有水分。维持性血液透析患者体重的改变是评估体液平衡的最好指标。两次透析间期体重增长以不超过干体重的3%～5%为宜。进水量是前一日尿量加500ml不显性失水量。教会患者控制饮水的小技巧：尽可能避免进食含水量多的食物，如稀饭、汤汁、牛奶等；将一日可以喝的水，用带有刻度的容器装好，并且分配饮用。指导患者缓解减少口渴的方法，如以小冰块含化代替饮水；食用酸梅、薄荷糖来刺激唾液的分泌等。

（6）适当补充维生素：每次血液透析时水溶性维生素严重丢失，要注意补充，以B族维生素为主。

（7）为透析患者建立个人饮食计划，护士可以根据饮食原则并且结合患者的自身特点，如年龄、病情、透析情况、活动量、饮食习惯等，为患者建立切实可行的个人饮食计划，进而提高患者饮食控制的依从性，并且让家属参与其中，督促实施。

3．用药指导　进行血液净化治疗的患者需要长期服用多种药物，护士要告知患者每一种药物的作用、不良反应与注意事项，并且指导患者合理、按时、科学地应用药物。

（1）降压药：90%以上尿毒症患者有不同程度的高血压，控制血压对降低尿毒症患者心脑血管疾病病死率具有重要的作用，应严密监测血压变化。主要降压药有钙离子通道阻滞剂、血管紧张素Ⅱ阻滞剂、血管紧张素转化酶抑制剂、β受体阻滞剂等。指导患者不可随意减少或者停止用药，一定要在医师指导下根据病情调整用药方案。为了防止透析过程中发生低血压，上午透析的患者，早晨应停服1次降压药；下午透析患者，中午应停服1次降压药，个别患者在停药后发生血压上升，则不必停药。

（2）纠正贫血的用药

1）促红细胞生成素（erythropoietin，EPO）：肾衰竭患者肾分泌EPO减少，常常会出现贫血，EPO的应用是肾替代治疗的一部分。给药方法有静脉注射法与皮下注射法。静脉给药的半衰期是4～12小时，皮下注射给药半衰期是13～28小时，推荐皮下注射。使用EPO时约有20%的患者表现出反应较差，可能与之相关的因素有：①造血原材料的缺乏：如铁、维生素B_6、维生素B_{12}、叶酸等缺乏，其中以铁的缺乏更为多见；②慢性失血：消化道出血、痔疮、透析器残留血等；③营养障碍：透析疗法多伴有蛋白质异化，维生素B_6、维生素B_{12}、肉毒碱、甲硫氨酸丧失，因饮食的摄取不足发生以上营养素的缺乏；④尿毒症毒素：透析不充分，尿素、肌酐等小分子毒素以及一些中分子毒素可抑制骨髓造血功能，使红细胞寿命缩短；⑤并发症：感染、外伤、肿瘤、重度甲状腺功能亢进等。指导透析患者使用EPO的同时，应确保充分的血液透析、充足的营养、补充铁剂及维生素、控制并发症的发生才能够有效地纠正贫血。

2）铁剂：铁是造血所需的主要原料之一，除非有证据显示患者储存铁过多，否则所有的血液透析患者均要接受铁剂治疗。常用的口服铁剂包括硫酸亚铁、富马酸亚铁、葡萄糖酸亚铁等。在餐前1小时用药最理想，其空腹服药的胃肠症状比较明显；常用的静脉铁制剂有蔗糖铁及葡萄糖酸铁、右旋糖酐铁。蔗糖铁及葡萄糖酸铁第一次应用时不需要试验剂量，右旋糖酐铁由于有过敏反应的风险，首次使用时应给予试验剂量，并且告知患者在用药期间感觉不适应及时告知医务人员。

3）叶酸、维生素C及维生素B_{12}不仅有利于铁的吸收，还补充了其他造血所需的原料。

（3）钙、磷代谢相关药物：大多数的维持性透析患者都合并低血钙、高血磷，常需服用钙制剂及活性维生素D治疗。

1）钙制剂：不同的服药方式有不同的作用。空腹时服用，由于胃内的酸度较高，钙制剂崩解更为完全、迅速，则有利于吸收补钙；餐中服药，分解后的钙离子与食物中的磷结合，形成不能够吸收的物质而随粪便排出体外，此种服药方法用于降低血磷。护士要根据患者用药目的给予正确的用药指导。

2）活性维生素D：肾是合成活性维生素D的主要器官，维持性透析患者要根据病情使用活性维生素D。使用方法包括常规口服、口服冲剂及静脉注射疗法。无论使用何种制剂与方法，均要将血清甲状旁腺激素（PTH）控制在恰当范围。

指导患者不要大量饮用含乙醇或咖啡因的饮料，以防抑制口服钙剂的吸收。用药期间还应定期监测血钙浓度以及血清PTH水平。

（4）左卡尼汀（L-3-羟基-4-三甲氨基丁酸）：是广泛存在于动物组织中的一种氨基酸，主要功能是参与游离脂肪酸的氧化，同时还会影响胆固醇的代谢以及脂蛋白的合成。近年来，国外文献报道，左卡尼汀缺乏可导致正常红细胞脆性增加，红细胞寿命缩短。左卡尼汀在体内可以自我合成，只在一些特殊情况下，例如，尿毒症透析患者，体内合成不能够满足自身的需要，加上透析中丢失，可能引发透析相关性左卡尼汀缺乏。常规补充左卡尼汀可以改善维持性血液透析患者贫血病状，减少维持性血液透析患者肌肉痉挛的发生率。

第三节　健康指导注意事项

维持性血液透析患者的健康指导是一个连续、动态的过程，健康指导的效果会受到多种因素的影响。因此，护士应不断提高健康指导的知识与技能，根据不同患者的情况给予个体化、连续性健康指导，并及时评估健康指导的效果。

一、不断提高健康指导能力

随着医学模式的转变，护士已成为医院健康教育的主体。为提高健康教育效果，护士一定要运用有效的教育手段，对于不同生理、心理、社会以及文化背景的患者以及家属进行健康教育。要求实施教育的专科护士既要精通专业知识及技能，又要了解心理学、社会学、行为学、伦理学等相关知识；不断地提高自身的业务素质、健康教育的知识及技能。

二、进行个体化健康指导

由于血液透析患者文化程度、个性、社会家庭环境等的不同，导致患者对于疾病的认知、接受能力等存在差异，护士要根据患者特点，进行不同方式的健康教育，以确保健康教育效果。

三、保证健康指导的连续性、有效性

维持性血液透析治疗期长，在不同的治疗阶段健康教育的内容不尽相同，护理人员要根据患者的治疗阶段以及病情变化进行系统、动态、连续而又有针对性的健康教育，使健康教育始终伴随患者的透析生活。健康教育的内容要实用，避免内容单一、流于形式。

四、对健康指导对象进行合理选择

对于病情危重、年老体弱、生活不能自理、感知异常的患者，健康教育可能无法达到预期效果，护士要将健康教育的重点转移到患者家属和陪护，以确保教育效果。

五、对健康指导效果及时评价与反馈

治疗期间，由专业组长或者护士长通过提问患者的方式对健康教育的效果进行评价，对于未达到健康教育效果的患者反复强调相关内容，形成评估→教育→评价→再评估→再教育→再评价的反馈系统，确保持续而良好的健康教育效果。

第四节　家庭腹膜透析患者的健康指导

腹膜透析术后患者或家属通过系统的理论和实践相结合的方式了解掌握腹膜透析的相关理论和操作知识，并在考核合格后，从住院腹膜透析转为家庭腹膜透析治疗阶段。但很多患者和家属在居家治疗过程中遇到腹膜透析相关的问题时，因为经济等原因，为了节约和避免麻烦，抱着侥幸心理，或消极对待，从而耽误了治疗时间；或采取了错误的方法去解决问题，结果适得其反，增加了更多的问题，使医疗费用增加、透析寿命缩短、患者生活质量下降。因此，腹膜透析的健康指导并不是住院期间初期培训结束指导就结束了，而是一个长期的、连续不断的过程，只要患者的腹膜透析治疗在继续，

健康指导就必须持续。

一、家庭健康指导的方式

1. 门诊随访　腹膜透析患者各种重要的指标，如血红蛋白、钙磷代谢、血压等均会随着透析发生变化，患者的随访直接关系到腹膜透析处方的调整，关系到患者的预后。患者在出院前，医护人员会告知门诊随访的时间安排以及定期门诊随访的重要性。在随访过程中，患者应向医护人员提供腹膜透析记录本，根据患者的透析情况及相关实验室检查，评估透析是否充分以及营养状况，调整透析处方以及饮食指导。除了这些，更多的是通过与患者的交流，了解患者的生活状况、透析中遇到的问题和心理状态；检查患者的腹膜透析管出口处，了解患者的护理情况。针对患者在家中遇到的透析问题以及医护人员发现的问题，对患者进行问题的分析，例如，问题发生的原因、通过什么方法能够解决问题、以后怎样避免此类问题的发生等。

2. 家庭随访　很多患者从医院腹膜透析转到家庭腹膜透析，均有诸多的不适应，例如，自行或者家属进行腹膜透析的交换操作和出口处的护理、家庭环境等因素，使得患者居家进行透析治疗的并发症发生率增加，所以在患者出院后 1 周内，进行 1 次家庭随访非常必要。以后可以根据患者的不同情况，进行不定期的家庭随访。

3. 电话随访　不论患者的家距离医院远近，医护人员为他们开设的 24 小时电话咨询服务均显得非常重要。在居家进行腹膜透析治疗时，出现的问题也许就可通过一个电话得到正确的解决。除医护人员被动地电话随访外，应进行主动地电话随访，例如，患者未定期门诊随访或者患者出现问题时我们给予了正确的指导后，结果怎样都可通过电话随访的方式得到答案。

二、家庭健康指导的内容

1. 强化无菌观念，培养良好的卫生习惯　通过随访，考核及评估患者对培训计划内容的掌握程度，针对性地制订再培训计划方案，强化学习尚未掌握或者遗忘的知识。并且评估患者实际操作及护理过程中存在的问题，分析原因，及时纠正错误行为及观念，培养正确的操作行为习惯。

2. 优化饮食结构，养成良好的饮食习惯　根据患者的有关实验室检查结果，评估患者的营养状态，进行个体化的饮食指导。

（1）蛋白质：进行腹膜透析治疗时，白蛋白、球蛋白、免疫球蛋白均有不同程度的丢失，持续非卧床腹膜透析时，平均每天大概丢失 5 ~ 15g 蛋白质，若发生腹膜炎蛋白丢失将更多。所以要求患者从饮食中摄入足够的蛋白质。通常每日蛋白质的摄入量要不低于 1.0 ~ 1.2g/kg，最好能够达到 1.2 ~ 1.5g/kg，其中主要是优质蛋白，如鸡蛋、牛奶、瘦肉、鱼肉等含必需氨基酸丰富的动物蛋白；尽可能少摄入含非必需氨基酸多的食物，如豆类、花生等。

（2）磷：几乎所有的食物中均含有磷，肾的功能是控制体内磷的含量，当肾功能受到损害时，摄入的磷在体内蓄积，可引起高磷血症，血液中磷的升高又可能引起血液中钙的降低，继而出现甲状旁腺功能亢进症，最终发生肾性骨病。而摄入含蛋白质越多的食物，磷的含量也就越高，腹膜透析仅能排出体内的一部分磷，磷沉积于皮肤会引起患者瘙痒，给予低磷饮食，可以改善患者的皮肤瘙痒症状，所以，建议患者低磷饮食，防止摄入含磷多的食物，如核果类（花生、核桃、腰果等）及其制品、蛋黄、猪肉干、牛肉干、动物内脏、全麦类及其制品（糙米、糙米粉、全麦面包）等。

（3）钠盐：腹膜透析患者要控制钠盐摄入，因为摄入过多的钠盐，使口渴感明显，致患者的液体摄入量增多，造成体内水、钠潴留，引发心力衰竭、肺水肿、高血压等；对无尿及少尿的患者，钠的摄入量应更为严格地控制，通常每日 3～4g，也应控制含钠高的食物，如酱油、味精、泡菜、咸菜、佐料、咸猪肉等。

（4）钾：腹膜透析患者要适量进食含钾的食物，肾功能衰竭后，虽不能够正常排出体内的钾，但是患者在每次进行腹膜透析交换时，体内部分的钾都会随透出液一起排出，所以发生高钾血症的概率较小。有尿患者，通常不必限制含钾食物的摄入，如果患者进食差，发生低钾血症的概率就增高，发生低钾血症时还需要给患者补钾。无尿的患者通常不需要再额外补钾。食物中含钾高的食物有香蕉、橘子、柚子、土豆等。

（5）糖类：患者需避免摄入过多的糖类，如糖（甜的食物）、淀粉（面包、馒头）等，因为腹膜透析液中都含有不同浓度的葡萄糖，会增加体内的糖类。若经常使用高浓度（4.25%）的腹膜透析液还可引起体重增加。

（6）液体入量：患者每日水分的摄入取决于患者的尿量及腹膜透析超滤量，通常每日的摄水量 = 前一日尿量 + 前一日腹膜透析超滤量 + 500ml，每日监测体重，体重短时明显增加时应限制液体入量。

3. 遵从医嘱，合理用药　终末期肾衰竭的患者由于对药物及其代谢产物的排泄慢，极易导致体内蓄积，发生药物不良反应，所以要向患者以及家属讲解不滥用药、遵医嘱按时服药、坚持服药的重要性，掌握各种所服药物的名称、作用、不良反应、使用剂量、使用方法等。腹膜透析患者通常服用的药物包括：

（1）抗高血压药：腹膜透析患者绝大部分均合并有肾性高血压，除了指导患者掌握合理的饮食、控制水钠摄入、保持情绪的稳定、合理的安排休息与活动之外，更要指导患者如何正确服用抗高血压药以及如何监测血压。患者在使用抗高血压药前后、早、中、晚、睡前都可测量血压。对初次使用抗高血压药者或者血压波动大、不稳定者；需调整抗高血压药的患者，可根据病情 15～30 分钟测量一次，并且做好记录。观察患者的病情变化，如出现头晕头痛、意识模糊、血压急剧升高或者降低，要马上联系腹膜透析中心，或立即到医院进行处理。

（2）抗贫血药：几乎所有的腹膜透析患者均合并有肾性贫血，抗贫血药分为口服用药和皮下注射用药，对皮下注射的药物，要让患者或者家属掌握正确的储存方法、使用剂量、使用时间的安排等，并且到就近的医院进行注射治疗。定期门诊随访，根据实验室检查结果，在医师的指导下调整用药处方。

（3）磷结合剂：临床上通常选用钙片作为磷结合剂，要指导患者餐中服用，即与食物一同嚼服，以减少食物中磷的吸收。

（4）利尿剂：对一些腹膜透析出超量不理想且有残余肾功的患者，腹膜透析专科医师会根据患者的病情给予利尿剂，除了指导患者观察水肿消退的情况之外，要密切观察患者的血压、尿量、腹膜透析超滤量等，并且认真做好记录。若有不适或病情有变化要立即通知腹膜透析中心。

（5）补钾剂：腹膜透析患者与血液透析患者不同，其高血钾的发生率低，而低血钾的发生率高。患者要在腹膜透析专科医师的指导下，通过实验室检查结果，合理补钾，并应及时到医院复查血钾情况。

（6）胰岛素：对合并有糖尿病的腹膜透析患者，除了告知患者合理饮食、运动，定时监测血糖之外，更要告知患者或者家属正确使用胰岛素控制血糖的重要性。用皮下注射方法使用胰岛素的患者应注意：

1）准确用药：做到制剂、种类准确，按时注射，短效胰岛素于饭前半小时注射。

2）吸药顺序：长、短效或者中、短效胰岛素混合使用时，要先抽吸短效胰岛素，然后抽吸长效胰岛素，混匀，切不可逆行操作。

3）胰岛素的保存：没有开封的胰岛素放于冰箱 4～8℃冷藏保存，正在使用的胰岛素可在不超过 28℃的常温下保存，可以使用 28 天，不需要放入冰箱，要避免过冷、过热、太阳直晒，否则可因蛋白质凝固变性而失效。

4）注射部位的选择与更换：胰岛素采用皮下注射法，应选择上臂三角肌、臀大肌、股前侧、腹部等，注射部位应经常更换。

5）要注意使用胰岛素的不良反应，如患者出现低血糖要尽快给予糖分补充，解除脑细胞缺糖症状。对通过腹腔内给药的患者应严格无菌操作，同时要避免腹膜透析液温度过高，在腹膜透析液使用前临时抽取所需胰岛素剂量后，消毒腹膜透析液袋加药口，注入胰岛素，并且振荡均匀，以确保腹膜透析液中胰岛素的有效剂量。

（7）其他药物：根据患者所伴发的其他疾病，在专科医师的指导下，给予正确合理的用药。

附录一　透析患者常用的检查项目

1．与透析疗效相关的血液检查　主要包括人体的代谢产物、电解质、激素及微量元素（检验方法不同则标准不同）。

（1）尿素：正常值为2.78～7.85mmol/L。

在血液透析治疗前，肾衰竭患者体内尿素普遍呈现高值状态，会对机体造成危害，产生尿毒症症状。透析治疗后要下降至1/2～2/3。其检验结果与透析时间的长短、血流量的充足与否，蛋白质摄入的多少有关。

（2）肌酐：正常值为35～106μmol/L。

肌酐是肌肉运动的终末产物，与活动量、肌肉量的多少相关，正常情况下从尿液排出，没有尿时会在体内潴留。其检验结果一般不会受到饮食的影响，是透析治疗效果的重要指标。

（3）尿酸：正常值为150～420μmol/L。

尿酸是蛋白质代谢产物，用于透析效果的观察。

（4）钠（Na）：正常值为135～145mmol/L。

钠是电解质，高值时使患者血压升高、水潴留。其检验结果与透析液的钠浓度、饮食摄入量有关。

（5）钾（K）：正常值为3.5～5.5mmol/L。

钾是电解质，高值时患者会出现心动过缓乃至停搏等心律失常，其检验结果受饮食和药物的影响。

（6）钙（Ca）：正常值为2.00～2.75mmol/L。

钙是电解质，高值时会发生钙的异位沉积引起钙化；低值时会引起甲状旁腺激素分泌增加和骨钙被释放入血，发生骨质疏松。

（7）磷（P）：正常值为0.81～1.78mmol/L。

高值时会引起骨钙的流失，检验结果与饮食摄入量相关。

（8）全片段甲状旁腺激素（i-PTH）：正常值为16～62pg/ml。

全片段甲状旁腺激素是甲状旁腺分泌的激素，高值时会使骨钙释放入血，引起骨质疏松，钙磷代谢紊乱。

（9）铝（Al）：基础值要低于20μg/L。

铝≥50μg/L为实验阳性；铝为60～200g/L时会出现临床症状。

体内的微量元素，高值会发生铝中毒，影响促红细胞生成素的效果，造成骨质的改变。与透析用水以及服用药物、饮食有关。

2．与透析患者营养状态有关的血液检查

（1）血红蛋白（Hb）：正常值为110～160g/L。

（2）血细胞比容（HCT）：正常值为40%～50%。

（3）血清铁蛋白：正常值为23.9～336.2ng/ml。

（4）血清铁（Fe）：正常值为11～30μmol/L。

（5）总铁结合力（TIBC）：正常值为45～86μmol/L。

（6）转铁蛋白饱和度（IS）：正常值为20%～55%。

（7）总蛋白定量（TP）：正常值为60～80g/L。

（8）白蛋白（A1B）：正常值为35～55g/L。

3．其他必要的血液检查

（1）血糖（GLU）：空腹时血糖正常值为3.61～6.11mmol/L。对糖尿病肾病患者，定期测定血糖极为重要。血糖浓度增高不但直接干扰治疗效果，还会严重影响患者生活质量与存活时间。

（2）血脂的检查：血液透析治疗患者常存在脂肪代谢紊乱，促进患者的动脉硬化。应及时进行降血脂治疗，对于防止动脉粥样硬化、减少心血管并发症的发生很重要。

（3）血清病毒学检查：对于防止医源性交叉感染极为重要。

（4）血液凝血机制的检查：为了合理使用抗凝药物，防止出血与凝血的发生提供科学保障。

4．必要的CT、X线胸片、B超检查等对预测病情、提早预防并发症起重要作用。

附录二　热量计算原则与基本热量、蛋白量查表

血液透析治疗患者热量计算原则：

血液透析治疗患者普遍存在营养不良问题，要按照标准体重计算营养量。

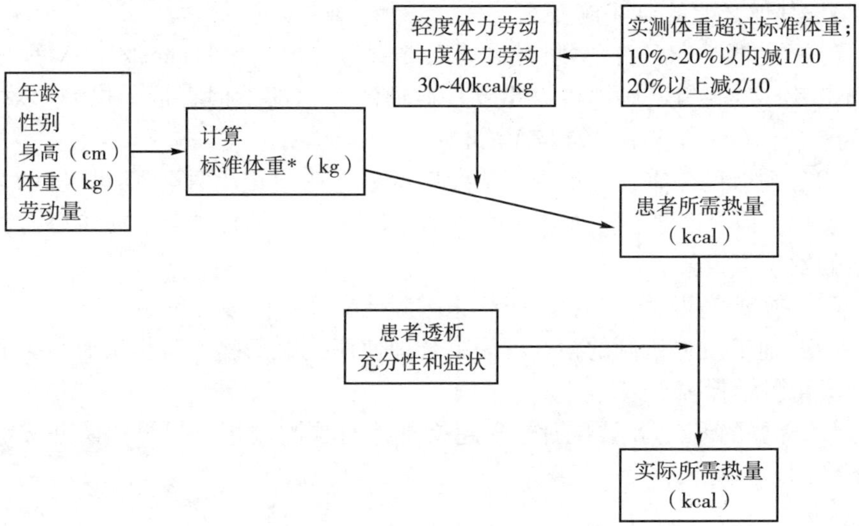

标准体重（cm）：男（身高－105）×0.9

女（身高－105）×0.85

实测体重在标准体重±10%范围为正常，+10%～+20%为超重，+20%以上为肥胖，－10%～－20%为消瘦，－20%以下为严重消瘦。

表附 2-1 血液透析治疗患者基本热量查表［按 30kcal/(kg·d) 计算］

体重（kg）	40kg	50kg	60kg	70kg	80kg
0	1200	1500	1800	2100	2400
+1	1230	1530	1830	2130	2430
+2	1260	1560	1860	2160	2460
+3	1290	1590	1890	2190	2490
+4	1320	1620	1920	2220	2520
+5	1350	1650	1950	2250	2550
+6	1380	1680	1980	2280	2580
+7	1410	1710	2010	2310	2610
+8	1440	1740	2040	2340	2640
+9	1470	1770	2070	2370	2670

表附 2-2 血液透析治疗患者基本蛋白需要量查表［按 1.0～1.2g/(kg·d) 计算］

体重（kg）	40kg	50kg	60kg	70kg	80kg
0	40～48.0	50～60.0	60～72.0	70～84.0	80～96.0
+10	41～49.2	51～61.2	61～73.2	71～85.2	81～97.2
+2	42～50.4	52～62.4	62～74.4	72～86.4	82～98.4
+3	43～51.6	53～63.6	63～75.6	73～87.6	83～99.6
+4	44～52.8	54～64.8	64～76.8	74～88.8	84～100.8
+5	45～54.0	55～66.0	65～78.0	75～90.0	85～102.00
+6	46～55.2	56～67.2	66～79.2	76～91.2	86～103.2
+7	47～56.4	57～68.4	67～80.4	77～92.4	87～104.4
+8	48～57.6	58～69.6	68～81.6	78～93.6	88～105.6
+9	49～58.8	59～70.8	69～82.8	79～94.8	89～106.8

附录三 透析患者一日营养需要量举例

以体重为60kg的患者为例，其一天所需的营养量如下：

热量：1800～2100kcal/d［30～35kcal/(kg·d)］。

蛋白质：60～72g/d［1.0～1.2/(kg·d)］。

钙：1.0～1.5g/d。

磷：0.6～1.2g/d。

盐：2g/d。

钾：1.5g/d（一天不超过2g）。

其中，钙、磷摄入需根据检验结果，在医师指导下进行。

患者可从以下食物中获取所需营养：

1. 糖（淀粉类）

（1）米饭330g（可以提供热量480kcal，蛋白质8.4g，磷100mg，钾80mg）。

（2）面包片90g（可以提供热量240kcal，蛋白质7.8g，钙30mg，磷60mg，钠480mg，钾80mg）。

（3）小麦粉20g（可以提供热量80kcal，蛋白质1.8g，钙10mg，磷10mg，钾20mg）。

（4）土豆50g（可以提供热量40kcal，蛋白质1.2g，磷30mg，钾220mg）。

（5）苹果100g（可以提供热量60kcal，磷10mg，钾120mg）。

2. 蛋白质（肉、蛋、奶、鱼类）

（1）鸡肉70g（可以提供热量140kcal，蛋白质12g，磷100mg，钠40mg，钾140mg）。

（2）鱼肉60g（可以提供热量60kcal，蛋白质11.4g，钙20mg，磷110mg，钠120mg，钾220mg）。

（3）鸡蛋50g（可以提供热量80kcal，蛋白质6g，钙30mg，磷100mg，钠80mg，钾60mg）。

（4）牛奶90g（可以提供热量60kcal，蛋白质2.4g，钙90mg，磷80mg，钠40mg，钾140mg）。

（5）豆腐60g（可以提供热量40kcal，蛋白质4.2g，钙70mg，磷50mg，

钾 60mg）。

3. 脂肪（动、植物油类）　植物油 20g（可以提供热量 180kcal）。

4. 富含维生素与电解质食品（蔬菜、水果类）

（1）菠菜 30g，倭瓜 20g，胡萝卜 20g，荷兰豆 10g（可以提供热量 40kcal，蛋白质 1.8g，钙 40mg，磷 40mg，钾 400mg）。

（2）圆白菜 15g，黄瓜 10g，白萝卜 30g，洋葱头 20g，西红柿 15g，辣椒 10g（可以提供热量 20kcal，蛋白质 1.2g，钙 20mg，磷 30mg，钾 220mg）。

5. 调味食品

（1）芝麻 2g（1 小勺）（可以提供热量 20kcal，蛋白质 0.6g，钙 20mg，磷 10mg，钾 5mg）。

（2）干香菇 2g（中等大小 1 个）（可以提供蛋白质 0.6g，磷 10mg，钾 40mg）。

（3）紫菜 1g（可以提供蛋白质 0.6g，磷 10mg，钾 20mg）。

（4）砂糖 10g（可以提供热量 40kcal）。

（5）辣酱 5g（可以提供热量 20kcal，蛋白质 0.6g，钙 10mg，磷 10mg，钠 280mg，钾 20mg）。

6. 其他（作为热量的补充使用）　面糖 35g，植物油 10g（可以提供热量 220kcal）。

从上述食物中患者总计可以获得的营养：总热量 1820kcal（糖类 248.3g、脂肪 56.2g、蛋白质 60.6g），钙 340mg，磷 760mg，钠 1040mg，钾 1845mg。

7. 注意

（1）患者的血钠浓度要维持在 140mmol/L，根据患者血压的高低、体重增长程度，按照医师的要求适当调整钠的摄入量。

（2）患者的血钾浓度要维持在 3.5～5.5mmol/L，钾摄入过多会发生心律失常甚至停搏的危险，患者要按照饮食量表严格控制。在热量摄入不足的情况下，机体消耗自身组织氧化供能，也会使血钾增高，要引起注意。

（3）血磷浓度超过正常值时，要注意控制高磷食物的摄入，按照治疗计划服用药物减少磷的吸收。并且避免大量饮酒，防止由于体内酒精含量过高影响钙的吸收，使血磷浓度增高。

（4）血脂超过正常值时，要注意控制摄入脂肪含量高的食物。植物油与动物油比例是 2∶1。

附录四 透析患者一日水分摄入量计算方法

血液透析治疗患者水分摄入的原则是量出为入，无尿患者与有尿患者对水的摄入量控制限量不同。

表附 4-1 无尿患者与有尿患者 1 日饮水限量的比较

无尿患者	有尿患者
出量	出量
粪便含水量 50 ~ 200ml	粪便含水量 50 ~ 200ml
无感蒸发水量 850 ~ 1200ml	无感蒸发水量 850 ~ 1200ml
尿量，无	尿量 200 ~ 1500ml 或更多
体内剩余水，为饮入水量，500 ~ 600ml	体内剩余水，与尿量多少有关，无或少量
入量	入量
内生水 200 ~ 300ml	内生水 200 ~ 300ml
一日固体食物中含水量 800 ~ 1000ml	一日固体食物中含水量 800 ~ 1000ml
饮水量 500 ~ 600ml，不应超过 15ml/(kg · d)	饮水量，尿量 + 500 ~ 600ml，有 1500ml 尿量可以不控制水

参考文献

[1] [日] 佐中孜，秋叶隆. 透析疗法. 北京：军事医学科学出版社，2000
[2] [美] 约翰·T·多格达斯，彼得·G·布莱克，托德·S·英奇著. 透析手册第三版. 辽宁：教育出版社，2004
[3] 陈香美. 血液净化标准操作规程. 北京：人民军医出版社，2010
[4] 杨晓梅. 血液透析中心培训手册. 北京：人民卫生出版社，2010
[5] 王质刚. 血液净化设备工程与临床 [M]. 北京：人民军医出版社，2006
[6] 林惠凤. 实用血液净化护理 [M]. 上海：上海科学技术出版社，2005
[7] 王质刚. 透析与肾移植实用手册 [M]. 北京：科学技术出版社，2007
[8] 邓志强，刘玉云，贺延梅，等. 血液净化护理手册. 济南：山东大学出版社，2008
[9] 梅长林，叶朝阳，戎殳. 实用透析手册. 北京：人民卫生出版社，2009
[10] 卢燕文. 最新血液净化中心护理操作规范与质量控制标准及考核评分实用手册. 北京：人民卫生科技出版社，2008
[11] 李宓. 血液透析并发症. 西安：第四军医大学出版社，2007
[12] 王兰，郑一宁. 实用肾脏科护理及技术. 北京：科学出版社，2008
[13] 关广聚，时一民. 临床血液净化学. 山东：山东科学技术出版社，2003
[14] 中华医学会肾脏病学分会. 血液净化标准操作规程（2010 版）. 北京：人民卫生出版社，2010
[15] 王梅译. 牛津临床透析手册 [M]. 北京：人民卫生出版社，2006
[16] 刘学军. 血液透析实用技术手册 [M]. 北京：中国协和医科大学出版社，2006
[17] 万雁雁. 特殊科室护理管理 [M]. 北京：军事医学科学出版社，2006
[18] 郑法雷，章有康，陈香美，等. 肾脏病临床与进展. 北京：人民军医出版社，2005
[19] 王海燕，王梅，左力. 慢性肾脏病及透析的临床实践指南. 北京：人民卫生出版社，2003